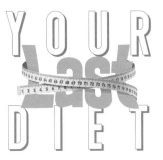

당신의 마지막 다이어트

초판 1쇄 인쇄   2022년 06월 27일
초판 1쇄 발행   2022년 07월 05일

지은이   정상원

펴낸이   김양수
책임편집   이정은

펴낸곳   휴앤스토리

       출판등록   제2016-000014

       주소   경기도 고양시 일산서구 중앙로 1456 서현프라자 604호

       전화   031) 906-5006

       팩스   031) 906-5079

       홈페이지   www.booksam.kr

       이메일   okbook1234@naver.com

       블로그   blog.naver.com/okbook1234

       포스트   post.naver.com/okbook1234

       인스타그램   instagram.com/okbook_

       페이스북   facebook.com/booksam.kr

ISBN   979-11-89254-69-8 (03510)

몸과 마음을 비우며 덜 먹고 더 움직이기

당신의 마지막 다이어트

with *Self Branding*

정상원 지음

휴엔스토리

지금까지의 다이어트는
잘못되었다

현재, 수많은 다이어트 보조제와 방법이 쏟아지고 있다. 우리는 쉽게 혹하며 끝없는 시도를 반복한다. 하지만 쉬운 다이어트 방법은 절대 없다는 것을, 그 시도를 통해 다시금 뼈저리게 느낀다.

과감하게 말하면, 현재 다이어트 시장의 관점은 완전히 틀렸다.

특정 약물이나 식품 등을 섭취하면 지방이 분해되고, 식욕이 떨어지고, 지방의 흡수를 억제하여 살이 빠진다는 상술들이 홈쇼핑 및 인터넷을 점령했다. 이러한 광고들 탓에 우리는 체지방 분해에 도움을 주는 건강기능식품이나, 식욕을 억제하는 비만 치료제 같은 것들을 계속해서 섭취해 살을 빼려고 한다. 다이어트 시장이 만든 상술에 끊임 없이 속고 있는 것이다.

가끔 아프리카의 기아들을 후원하는 방송을 본 적 있을 것이다. 방송 속 아이들은 단순히 마르다라고 표현하기 부족할 만큼, 굶어 죽기 직전의 앙상한 상태로 화면을 쳐다본다.

이 모습 속에서, 다이어트 과정 중 흔히 하는 '굶어 죽을 것 같다'는 표현 자체가 얼마나 넌센스인지 알 수 있다. 어찌 보면, 생각보다 더 오랜 시간 단식할 수 있는 에너지가 우리의 체내에 있는 것이다.

우리는 다이어트에 대한 당연한 원칙으로 돌아와야 한다. 먹어서 뺀다는 기존 다이어트 시장의 논리에서 벗어나야 한다.

다이어트의 원칙은 간단하다. 적게 먹고 많이 움직이는 것이다. 움직여 소모되는 에너지보다 더 적은 양을 먹으면 살은 당연하게 빠진다.

이 당연한 원칙을 실행하면 된다 적게 먹으면 생길 수 있는 영양학적 아사를 막고, 더 많이 움직여 체지방을 태우며 건강한 몸을 유지할 수 있는 방법을 고민해야 한다. 이는 새로운 패러다임이 아닌, 우리가 외면하려는 불편한 진실이며 진리일 것이다.

'결국 적게 먹고 많이 움직이는 것을 어떻게 유지할 것인가?'라는 문제를 '변하지 않는 나의 생활 습관, 어떻게 고쳐야 할 것인가?'라는 관점으로 바꾸는 것이 이 책의 최종 목표다.

그렇다면 결국

☐ 어떠한 방법으로 덜 먹을 것인가.
☐ 어떠한 방법으로 계속할 것인가.

이 2가지 방법을 아는 것이 목표가 되는 것이다. 방법을 알고 실천한다면 우리 모두 다이어트에 성공할 수 있다. 이 문제의 해답은 파이토케미컬을 포함한 조절소의 섭취, 자아실현을 통한 강한 동기부여에 있다. 책을 다 읽을 때쯤 우리는 성공하는 다이어트에 대해 이해할 수 있을 것이다.

책 읽는 순서 추천

책은 총 5장으로 이루어져 있다. 1장은 '다이어트 전에 알아야 할 것'으로, 생리학, 영양학적 관점으로 대사와 영양소, 신호 등에 대해 설명한다. 직접적으로 책에서 제시하는 다이어트 방법부터 알고 싶다면 2~3장, 1장, 4~5장 순서로 읽는 것을 추천한다 마지막 부록에는 다이어트를 통해 쉽게 접하는 비만치료제와 다이어트 보조제를 정리했다.

⑤ 자아 실현을 통한 '마음 비우기'

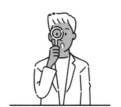

1

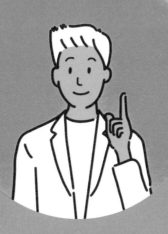

비만은
질병이다

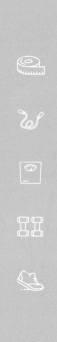

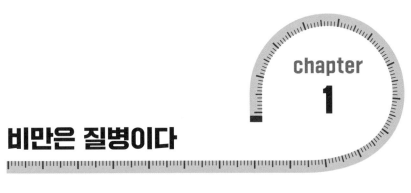

비만은 질병이다

비만의 현주소

비만은 암의 원인이 되기도 한다.

비만이 암 부른다

비만과 20개 암종 발생 위험 상관관계

암 발생 위험	암 종류
상관관계 확실	백혈병, 다발골수증, 췌장암, 자궁내막암, 직장암, 콩팥세포암종
상관관계 있음	악성흑색종, 비호지킨 림프종, 식도암
상관관계 약함	뇌·중추신경계 종양, 유방암, 대장암, 담낭암, 폐암, 간암, 난소암, 갑상샘암
비만과 무관	방광암, 위암, 전립샘암

자료: 세브란스병원

'체중이 지나치게 많이 나가는 사람은 암에 걸릴 확률도 높다'는 연구 결과를 수많은 건강 정보 프로그램을 통해 익히 알고 있을 것이다. 비만이 만병의 근원이라는 사실은 매일 다양한 연구와 이론을 통해 입증되고 있다.

세계보건기구World Health Organization(이하WHO) 산하 국제암 연구소는 유방암, 결장암, 자궁암, 신장암, 그리고 식도암의 3분의 1정도는 과체중과 운동부족 때문에 생긴다고 밝혔다. 또, 체중이 정상인 사람도 체중이 늘면 암 발생위험이 증가하기 시작한다고 지적한다.

그리고 비만은 수많은 암의 위험요인으로 늘 손에 꼽힌다.

비만의 위험과 과정을 5개의 D로 표현하기도 하는데, Disfigurement(외적 결점), Discomfort(불쾌감), Disability(기능 이상), Disease(질병), Death(죽음)이다. 이는 비만을 통해 문제가 점점 심화되면 결국 사망으로 이어진다는 것을 보여준다.

세계비만학회 역시 비만이 각종 질병을 유발하여, 수명을 단축시킨다는 위험성을 경고하고 있으며 미국 보건성과 우리나라도 비만을 질병으로 규정한다. 비만이 끼치는 해악은 암과 견줄 만큼 폐해가 날로 심각해지고 있고, 그 발생양상은 서구 국가에만 국한된 문제가 아닌 지 오래되었다.

우리나라의 생활습관과 식생활은 빠르게 서구화되어, 과거의 질병 양상과 달리 서구형 질환이 주를 이루고 있다. 점점 산업이 발달됨에 따라 심각성은 날로 더해져, 여러 가지 질병을 유발하고 있다.

더욱이 우리나라 문화 콘텐츠의 하나로 '먹방(먹는 모습을 보여주는 방송) 문화'가 유행하면서, Muckbang이라는 단어가 통용되고 있을 정도다. '먹방 문화'는 '혼밥족(1인 가구로 식사를 혼자 하는 사람들)'에게 함께 식사하는 느낌을 줌으로써 위안감과 동질감을 전달하는 긍정적인 영향도 있으나, 분명한 것은 우리의 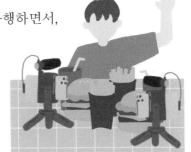 식문화를 바꾸고, 비만도를 높이는 데도 영향을 끼치고 있다는 것이다.

우리나라의 비만 유병률은 지속적으로 증가하여 1998년에는 26%였지만, 2005년 이후 성인 3명중 1명이 비만으로 나타나고 있다. 2015년에는 33.2%, 2017년에는 36.6%로 통계되었으며, 특히 남성의 경우 43.8%가 비만으로 나타나 심각한 수준에 이르고 있다. 국민건강보험공단이 2002년부터 2013년까지, 10년 동안의 건강검진 1억 건을 분석한 결과, 고도 비만 환자가 137,877명에서 5,044,146명으로 약 4배 늘어난 것이 확인되었다.

아프지 않아서 더 무서운 질병,
비만은 왜 치료해야 할까?

질병은 크게 통증이 있는 것과 없는 것으로 나눌 수 있다. 우리는 통증을 느끼면 일상생활에 방해가 되어 병원을 방문하고 치료를 받는다. 하지만 아프지 않으면 자연스레 치료의 적극성이 줄어들고, 약도 잘 안 먹게 된다. 그렇다. 사람들은 아파야 안다.

명심할 것은, 아프지 않은 경우 더 무서운 병으로 악화될 수 있다는 것이다. 당뇨병 또한 초기에는 아프지 않기 때문에 적극 치료해야 한다는 경각심이 없어 상당수의 환자들이 동맥경화, 고혈압, 간경화 등의 합병증을 겪는다. 마찬가지로 비만 역시 비만으로 그치지 않고 각종 질병의 원인이 되며, 종국에는 정신적인 질병까지 유발할 수 있다.

비만이 만드는 문제는 모두 나열하기 어려울 만큼 많다. 비만과 관련된 질병을 자세히 알아보며 그 심각성을 이해했으면 한다. 일반적으로 비만한 사람들은 비만하지 않은 사람에 비해 다음 질환에 대한 발생 위험도 높다. (관상동맥질환 1.5~2배, 고혈압 2.5~4배, 당뇨병 5~13배)

제2형 당뇨병, 이상지질혈증, 고혈압 등의 생활 습관병, 지방간, 담낭질환, 관상동맥질환(협심증, 심근경색증), 뇌졸중, 수면무호흡증, 통풍, 골관절염, 월경이상, 대장암, 유방암 등이 비만과 관련된 대표적인 질병이다. 이처럼 다양한 합병증을 유발하며, 엄청난 통증을 동반하는 무서운 질병이 된다.

비만과 관련된 동반질환은 후속연구에 의해 추가적으로 밝혀지고 있으며, 비만은 신체적, 정신적, 심리적 및 사회적 건강 등, 전반적인 건강에 부정적인 영향을 미친다.

앞선 질병들을 몸의 각 부분으로 구분하면 그림과 같다.

신경계
· 대사이상에 의한 질환: 특발성 두개뇌압승승, 치매
· 과도한 체중에 의한 질환: 넓적다리 감각이상증

정신심리
· 과도한 체중에 의한 질환: 우울증, 불안증, 자존감저하, 식이장애, 직무능력 저하, 삶의 질 저하

호흡기계
· 과도한 체중에 의한 질환: 천식, 수면무호흡증, 저환기증후군

심뇌혈관계
· 대사이상에 의한 질환: 관상동맥질환, 고혈압, 뇌경색(허혈성), 울혈성심부전
· 과도한 체중에 의한 질환: 폐색전증, 하지정맥류, 정맥혈전색전증

대사내분비계
· 대사이상에 의한 질환: 제2형 당뇨병, 인슐린저항성, 대사증후군, 이상지질혈증, 고요산혈증, 통풍

신경계

대사이상에 의한 질환:
특발성 두개뇌압상승, 치매
과도한 체중에 의한 질환:
넓적다리 감각이상증

정신심리

과도한 체중에 의한 질환:
우울증, 불안증, 자존감저하, 식이장애,
직무능력 저하, 삶의 질 저하

호흡기계

과도한 체중에 의한 질환:
천식, 수면무호흡증, 저환기
증후군

심뇌혈관계

대사이상에 의한 질환:
관상동맥질환, 고혈압,
뇌경색, 울혈성심부전
과도한 체중에 의한 질환:
폐색전증, 하지정맥류,
정맥혈전색전증

대사내분비계

대사이상에 의한 질환:
제2형 당뇨병, 인슐린저항
성, 대사증후군, 이상지질
혈증, 고요산혈증, 통풍

위장관계

대사이상에 의한 질환:
담석, 비알코올성지방간질환
과도한 체중에 의한 질환:
위식도역류, 탈장

비뇨 생식기계

대사이상에 의한 질환:
생식샘저하증, 월경 장애,
다낭성난소증후군, 불임, 산모임신
합병증, 태아 기형, 콩팥 질환, 성조
숙증, 여성형유방, 발기부전
과도한 체중에 의한 질환:
스트레스 요실금, 산모임신합병증

혈액 종양

대사이상에 의한 질환:
유방암, 자궁내막암, 난소암,
자궁경부암
과도한 체중에 의한 질환:
위암, 결장 직장암, 간암, 췌장
암, 담낭암, 신장암, 백혈병, 다
발성골수암, 림프종

기타

대사이상에 의한 질환:
피부감염, 치주질환
과도한 체중에 의한 질환:
마취위험 증가, 림프부종

근골격계

과도한 체중에 의한 질환:
운동 제한, 허리통증, 골관절
염, 척수질환

비만은 질병이다

위장관계

· 대사이상에 의한 질환: 담석, 비알코올성지방간질환

· 과도한 체중에 의한 질환: 위식도역류, 탈장

비뇨생식기계

· 대사이상에 의한 질환: 생식샘저하증, 월경 장애, 다낭성난소증후군, 불임, 산모임신합병증(임신당뇨병, 임신고혈압, 임신중독증, 유산), 태아 기형(신경관 결손, 입술갈림증, 입천장갈림증, 뇌수종, 심혈관계 이상), 콩팥 질환(신결석, 만성신질환, 말기신질환), 성조숙증, 여성형유방, 발기부전

· 과도한 체중에 의한 질환: 스트레스 요실금, 산모임신합병증(난산, 제왕절개의 위험)

혈액종양

· 대사이상에 의한 질환:

여자: 유방암(폐경 후), 자궁내막암, 난소암, 자궁경부암

남자: 전립샘암

남녀 공통: 위암, 결장직장암, 간암, 췌장암, 담낭암, 신장암, 백혈병, 다발성골수암, 림프종

근골격계

· 과도한 체중에 의한 질환: 운동 제한, 허리 통증, 골관절염, 척수질환

기타

· 대사이상에 의한 질환: 피부감염, 치주질환

·과도한 체중에 의한 질환: 마취위험 증가, 림프부종

비만에 의해서 증가되는 질병(WHO, 1998)

매우 증가(3배 이상)	중증도 증가(2~3배)	약간 증가(1~2배)
2형 당뇨병		암(유방, 자궁, 대장)
담낭질환	관상동맥질환	생식호르몬 이상
이상지질혈증	고혈압	다낭성난소증후군
대사증후군	골관절염	임신 및 태아 이상
호흡곤란	고요산혈증과 통풍	요통
수면무호흡증		마취위험 증가

세계보건기구WHO에서도 비만에 대한 경고를 지속적으로 하고 있다. 1996년 비만을 치료해야 하는 질병으로 규정했고, 최근에는 비만을 '21세기 신종전염병'이라며 세계 10대 건강 위험요인 중 하나라고 발표했다.

비만은 질병이다(고도비만의 위험성)

한국표준질병사인분류Korean Standard Classification of Diseases(이하 KCD) 체계는 대한민국에서 사용되는 의무기록에 활용되며, 의료보험체계와 연동해 중요한 기준 및 참고자료로 활용된다. 이러한 분류 체계에서 비만은 'E66'이라는 코드로 구분되며, 의학적으로 질병으로 구분된다.

비만을 질병으로 판단하려면 체내 지방량을 파악해야 한다. 체질량지수와 허리둘레 측정 외에도 생체전기저항분석, DXA(이중에너지 X-선 흡수법), 복부지방 전산화 단층 촬영을 이용한 내장비만 측정을 통해 진단한다.

체중 및 신장이 체지방량과 상관관계가 높기 때문에, 가장 쉽고 편하게 측정할 수 있는 공식적인 기준 '체질량 지수Body Mass Index(이하 BMI)'를 활용한다.

BMI = 몸무게(kg) / 키(m²)

세계보건기구

BMI ≥ 25 kg/m²	과체중
BMI ≥ 30 kg/m²	비만

세계보건기구 아시아태평양지역과 대한비만학회

BMI ≥ 23 kg/m²	과체중
BMI ≥ 25 kg/m²	비만

대한비만학회 비만 진료지침 2018

BMI 23-24.9 kg/m²	비만 전 단계(과체중 or 위험체중)
BMI 25-29.9 kg/m²	1단계비만
BMI 30-34.9 kg/m²	2단계비만
BMI ≥ 35 kg/m²	3단계비만(고도 비만)

하지만 그 기준은 조금씩 다르다. 일반적으로 가장 위험한 고도 비만의 경우, 우리나라 기준으로 체질량 지수35이상을 의미한다. 이외에도 앞서 나온 허리 둘레와 다양한 측정 방법을 고려해 내장 지방율, 복부 지방율, 체지방률까지 검사하여 최종 진단을 내린다.

고도비만 정도의 체지방을 가지게 되면 신체적 변화도 생긴다. 기본적으로 비만 합병증이라고 할 수 있는 당뇨병, 고혈압, 고지혈증, 지방간 등의 발생 위험이 급격히 증가한다. 병의 발병률뿐만 아니라 이에 따른 사망률도 단순 비만에 비해 급격히 증가한다.

이뿐만 아니라, 늘어난 지방세포에서 분비하는 호르몬의 불균형으로 여성형 유방이 생기며, 남성호르몬 저하와 발기부전 등이 유발된다.

통계적으로 고도비만 환자들은 체중을 줄여야 한다는 생각으로 과격하고 극단적인 다이어트를 시도한다. 이는 당연히 요요 현상을 불러 오기에, 일반적으로 고도비만의 경우 소식과 운동으로 체중 감량을 성공 및 유지할 가능성이 매우 낮다. 그러므로, 혼자가 아닌 주변의 도움을 받으며 같이 하는 다이어트 방식을 선택해야 한다.

 ## 마른 사람도 뺄 살은 있다(마른 비만의 위험성)

당신이 마른 체형(체질)이라 할지라도 여러 가지 질병, 질환에 시달리고 있다면 다이어트가 해결 방법이 될 수도 있다. 뺄 살이 어디 있느냐고 반문할 수도 있지만, 소식(절식), 단식(금식) 다이어트를 수행하는 동안 최소 한두 달은 사용할 수 있는 체지방이 당신 육체 어딘가에 존재한다.

마른 비만을 들어본 적이 있는가?

마른 비만은 흔히 저근육형 비만, 혹은 대사적 비만이라 불린다. 키와 몸무게의 비율인 체질량 지수는 정상이지만, 신체 내 체지방 비율의 경우 남자는 25% 이상, 여자는 30% 이상으로 정상보다 높고 특히, 복부에 내

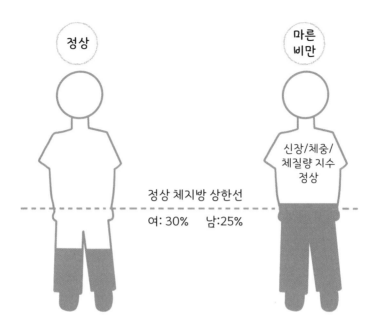

정상

마른
비만

신장/체중/
체질량 지수
정상

정상 체지방 상한선
여: 30%   남:25%

장 지방이 많은 '상체비만'을 말한다. 팔다리는 평균보다 가늘지만 배가
나온 체형의 사람들이 이에 해당되기 쉽다. 즉, 체지방은 정상보다 많지
만 근육이 적어 전체적인 체중은 비만이 아닌 것처럼 보이는 경우다.

　문제는 마른 비만이 과체중 비만보다 더 위험할 수 있다는 사실이다.
마른 비만인 사람 대부분은 내장에 지방이 과다하게 축적된 '내장지방형'
으로 혈중 콜레스테롤, 중성지방, 인슐린 저항성이 증가해 당뇨, 고혈압,
고지혈증 등 각종 대사질환에 걸릴 확률이 훨씬 높다.
　외양적으로는 말랐을지 모르지만, 내부의 내장 기관에는 많은 양의
지방이 붙어 있을 수 있다.

마른 비만이 아니더라도, 마른 사람은 체질에 따라 다를 수 있다. 일반적으로 마른 남성들은 신진대사가 굉장히 빠르거나 소화기가 약하고, 음식 섭취량이 적다. 여성들은 갑상선 항진증이 많고, 드물게는 거식증 같은 심각한 질환이 있는 경우도 있다. 전반적으로 내부 근육량도 매우 적다.

더불어 체내의 순환이 좋지 않은 경우가 많아, 외부에서 들어온 영양분이 흡수되지 못하고, 노폐물이 잘 배출되지 못한다. 그래서 질병과 질환을 앓고 있을 경우 적절한 소식과 단식을 통해 장기의 휴식과 순환을 촉진해주는 것이 좋다.

체지방의 위치에 따른 구분: '상체비만'과 '하체비만'

'상체 비만'은 복부나 허리에 지방이 축적된 형태로 남성형 비만, 또는 사과형 비만으로 불린다. 최근 서구화되는 식습관으로 인해 복부 비만이 늘고 있다. 이는 내장에 지방이 축적되어 복부 지방이 많은 상태이며, 마른 비만 중에도 이 같은 경우가 많다. 생활습관질환에 걸릴 확률이 하체 비만에 비해 매우 높기 때문에 허리 둘레를 측정해 복부비만의 정도를 확인하고, 생활습관병의 위험인자인지 알아본다.

'하체 비만'은 주로 젊은 여성에게 피하지방이 많은 형태로 나타난다.

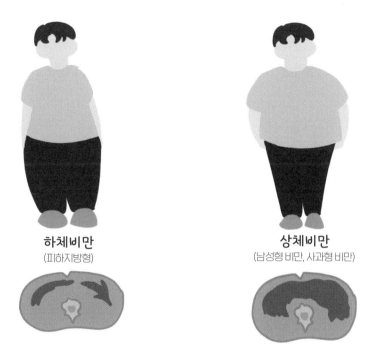

하체비만
(피하지방형)

상체비만
(남성형 비만, 사과형 비만)

엉덩이나 허벅지 등에 지방이 축적된 형태로 여성형 비만, 서양배형 비만으로 불린다. 특히 여성의 경우, 여성호르몬(에스트로겐)의 영향으로 엉덩이와 허벅지 주위 등에 출산을 위한 지방이 축적되기 쉽다. 관리하지 않으면 중년 이후, 여성호르몬의 감소로 복부 비만으로 바뀌기 쉽다.

2

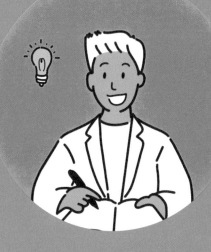

다이어트 전
우리가
알아야 할 것

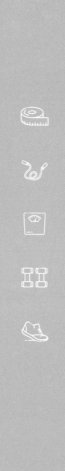

다이어트 전
우리가 알아야 할 것

신진대사 이해하기

우리 몸은 어떠한 의지가 없어
도 생명을 유지하고 있다. 수많은
세포들이 에너지를 만들어내고, 그
에너지를 통해 몸이 정상적인 기능을 할
수 있도록 돕기 때문이다. 이러한 과정을 신
진대사라고 한다.

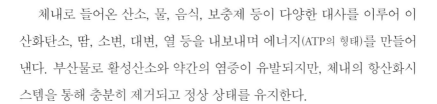

체내로 들어온 산소, 물, 음식, 보충제 등이 다양한 대사를 이루어 이
산화탄소, 땀, 소변, 대변, 열 등을 내보내며 에너지(ATP의 형태)를 만들어
낸다. 부산물로 활성산소와 약간의 염증이 유발되지만, 체내의 항산화시
스템을 통해 충분히 제거되고 정상 상태를 유지한다.

이러한 체내의 대사를 신진대사(혹은 물질대사)라고 하는데, '오래된 것을 새로운 것으로 대체한다'는 의미를 뜻한다. 이 같은 과정을 통해 인간의 생존과 성장을 위해 필요한 물질로의 전환, 또는 화학 및 기계적 에너지 생산과 사용 등, 모든 반응이 일어난다.

신진대사 과정은 거대한 공업단지로 비유되기도 한다. 외부의 다양한 재료들이 공장 내의 수많은 기계들에 의해 가공되면서 우리에게 필요한 제품들로 거듭나는 모습이, 마치 우리 몸에서 이루어지는 신진대사 같기 때문이다.

이 과정에서는 다양한 공업 쓰레기 및 부산물이 나오며, 이를 적절하게 처리함으로써 공업단지는 지속적으로 순환하며 제품을 만들어낸다. 감당이 가능한 범위 내에서는 적절한 조치가 이루어지지만 과정 중 문제가 누적되면 필연적으로 제품의 질이 떨어지고, 쓰레기와 오염물질들 탓

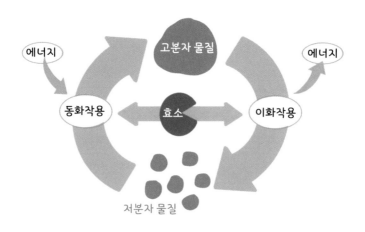

에 주변이 오염되며 공장의 기능을 잃게 된다.

이렇게 매일매일 공장단지처럼 이루어지는 신진대사는 모든 생명에 반드시 존재한다. 뇌를 가진 고등동물(인간)의 경우, 특히나 다양하고 복잡한 대사와 신호전달 체계를 가지고 있다. 신진대사는 크게 물질과 역할의 관점으로 구분한다.

신진대사의 구분 1

	정의	대표 호르몬	대표 예
동화작용	저분자 ⇒ 고분자로 합성을 의미한다.	인슐린	근육과 체지방 합성
이화작용	고분자 ⇒ 저분자로 분해를 의미한다.	코티졸	세포호흡을 통한 에너지 합성 음식물의 소화

먼저 '물질' 관점에서는 물질이 합성되면 동화작용, 분해되면 이화작용으로 구분한다. 보다 자세히 정의하면, 동화작용은 인체가 필요로 하는 물질을 얻기 위해 저분자들을 서로 연결하여 고분자로 만드는 과정으로, 근육 및 체지방의 합성이 대표적인 예이다. 반면 이화작용은 기존의 고분자를 인체에 필요한 형태인 저분자로 분해하는 과정을 의미한다. 대표적으로 소화과정이 있다. 간단히 무엇인가를 합성하는 방향은 동화작용, 분해하는 방향은 이화작용이라고 이해하면 쉽다.

예를 들어, 인슐린은 신진대사를 촉진하는 동화작용의 대표 호르몬이며, 코티졸은 이화작용의 대표 호르몬으로 불린다. 호르몬에 대한 내용은 뒤에서 더 자세하게 다룰 예정이다. 몸 안에서 일어나는 수많은 방향성을 크게 분해와 합성으로 구분할 때, 호르몬이 각 작용의 대표성을 갖는다.

다음으로 신진대사를 '역할'로 구분할 경우, 기초대사, 소화대사, 활동 대사로 나눌 수 있다.

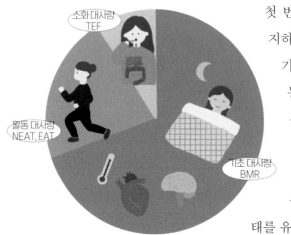

첫 번째, 생명 활동을 유지하는 데 필수 활동이 기초대사다. 뇌의 활동, 심장 박동, 체온 유지, 체내의 정상적인 대사 반응을 위한 효소 생성, 오장육부가 기본적인 상태를 유지하는 등, 아무것도 하지 않아도 정상적인 몸 상태를 유지하게 도와주는 모든 체내 에너지 사용을 말한다. 이때 사용되는 에너지량을 기초대사량Basal Metabolic Rate(이하 BMR)이라고 한다. 다이어트를 하는 사람들에게 이 대사량을 증가시키는 것을 강조, 해당 방법으로의 근육량 증가를 추천한다.

두 번째, 소화하면서 에너지를 소모하는 모든 과정을 소화대사라고 한다. 섭취한 물이나 음식물이 몸 안에 들어와 다양한 에너지원으로 변하는 모든 과정을 의미하며, 배설과정까지 포함된다. 그러나 사용되는 에너지량을 구분할 때는 음식이 소화되는 과정에서 나오는 열로만 열량을 측정한다.

마지막으로, 몸을 움직이는 등 물리적인 활동을 함으로써 에너지를 소모하는 것을 활동대사, 또는 운동대사라고 한다. 크게 일상에서 소모하는 비운동대사량Non Exercise Activity Thermogenesis(이하 NEAT)과 운동을 통해 소모되는 운동대사량Exercise Activity Thermogenesis(이하 EAT)으로 구분된다.

활동 대사량은 개개인의 활동량 및 운동량에 따라 결정되어 사람마다 다르다. 기초대사량을 기반으로 아주 가벼운 활동, 가벼운 활동, 보통 활동, 심한 활동으로 구분해 계산하므로 조금 복잡하다.

이렇게 세 가지의 에너지 대사량을 모두 더한 것을 '1일 에너지 소비량'이라고 하며, 다음과 같이 정의한다.

1일 에너지 소비량　기초대사량(BMR) + 소화대사량(TEF) + 활동대사량(NEAT, EAT)

이 중 다이어트와 관련된 것은 기초대사량과 활동대사량인데, 근육량을 증가시켜 기초대사량과 운동량을 늘리고, 활동대사량을 높이는 방법을 통한 직접적인 체중 감량이 가장 효과적이다.

신진대사의 구분 2

	정의	대사량	하루에 사용하는 에너지 사용비율(량)
기초대사	생명활동을 유지하기 위한 필수적 대사	기초대사량(BMR, Basal Metabolic Rate)	BMR: 60-70%
소화대사	소화하는 전 과정을 포함하는 대사	식이성발열효과(TEF, Thermic Effect of Food)	TEF: 10%
운동대사	몸을 움직이는 물리적 활동 시 사용되는 대사	비운동대사량(NEAT, Non Exercise Activity Thermogenesis) 운동대사량(EAT, Exercise Activity Thermogenesis)	20-30%

세 가지 대사 중 주목했으면 하는 것은 바로 소화대사이다. 비율이 가장 적은 부분(10%)을 차지하는 소화대사량의 의미는 TEF Thermic Effect of Food 로, '식이성 발열효과'를 의미한다. 앞서 설명한 것처럼, 음식을 섭취한 직후 체내의 에너지 대사율이 증가하는 것으로, 체내에 들어온 음식물이 소화, 흡수, 변환, 저장, 대사되는 과정에서 발생하는 열을 측정한 것이다.

다이어트 관점에서 보았을 때, 소화에 쓰는 에너지를 늘리면 유리하다. 그래서 흰 쌀밥보다 잡곡밥 같이 소화되기 어려운 식단을 섭취하여, 보다 많은 에너지를 사용하는 방법을 활용하는 것이 좋다.

즉, 가공과 정제가 많이 된 음식, 또는 액상 형태보다 가공이 덜 된 원물 형태 그대로 섭취하는 것이 좋다. 같은 칼로리의 음식을 섭취해도 소화가 어려운 음식을 선택해서 먹을 경우, 오히려 높은 소화대사량을 통해 칼로리를 소모할 수 있는 것이다. 다이어트 식이에서 단백질 섭취를 늘리는 것도 탄수화물보다 소화대사량이 높기 때문이다.

하지만 음식을 소화하는 과정에서 생기는 열량으로만 소화대사를 보는 관점은, 소화의 본질적인 의미를 매우 축소한 것이라 할 수 있다. 소화는 단순히 음식물의 소화 과정만을 의미하지 않는다.

소화에 직접 관여되는 위, 소장, 십이지장, 대장 같은 좁은 의미의 소화기관뿐만 아니라 간, 췌장(이자), 쓸개(담) 등 소화와 관련된 다양한 효소들의 정상적인 생산과 활성화, 적절한 산도 등의 환경을 유지하는 것도 포함된다. 추가적으로 소화 상태를 적절하게 유지해주는 자율신경의 항상성 등, 수많은 요소까지 포괄하여 보다 넓은 의미로 정의해야 한다.

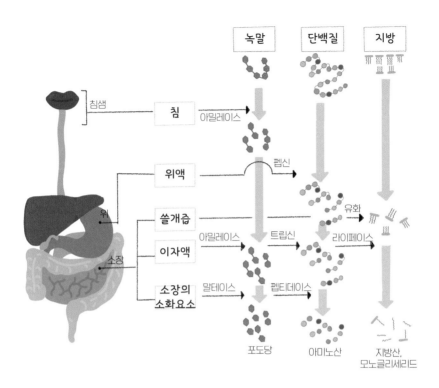

기초대사의 상당 부분도 소화대사를 적절히 작동시키기 위해 사용된다고 할 수 있다. 이는 뒤의 '외적인 힘과 내적인 힘' 부분에서 언급하는 소화력의 중요성과 연결된다.

추가적으로 적응대사라는 개념이 있으나, 이는 다이어트를 통해 몸의 변화에 적응하는 과정 중 에너지 밸런스를 맞추며, 신진대사를 유동적으로 조절하는 것을 의미하기에 앞선 세 가지 대사에 비해 주목받지 못한다.

그러나 다이어트 같은 식생활 습관의 변화가 적응에 따른 체내 에너지 활용 조절 변화의 폭에 큰 영향을 주기 때문에, 이 또한 중요하다. 특히 요요현상을 일으키는 주범으로 최근 주목받고 있다. 요요현상은 뒤에서 자세히 다룰 예정이다.

그렇다면 우리의 공업단지에 제품이 되기 위해 넣어야 할 영양소는 무엇이 있으며, 어떤 특징이 있는지 알아보자.

'8가지 영양소' 이해하기

영양소를
바라보는 관점

우리는 몸 안에서 모든 영양소를 만들어내지 못하여, 외부로부터 보충해야 하는 종속영양생물이다. 즉, 필수 영양소를 섭취하지 못하면 생명활동을 할 수 없다. 영양소를 만들어내는 시스템을 유지하려면 많은 에너지와 과정들이 있어야 한다. 이는 몸에 큰 부담을 주지 않기 위해 보다 효율적인 방향으로 진화한 것이다.

지방
미네랄
탄수화물
물
비타민
인간의 8대 영양소
식이섬유
단백질
파이토
케미컬

그래서 '필수'라는 말이 붙는 필수 아미노산, 필수 지방산을 포함하여 대부분의 비타민, 미네랄, 식이섬유, 파이토케미컬은 모두 인간의 몸 안에서 만들 수 없는 영양소이다. 때문에 따로 보충해 주어야 한다. 특히 최근에는 환경 파괴로 인해, 영양소 부족이나 불균형이 생길 가능성이 높다. 영양소 결핍에 노출되기 쉽다는 소리다.

그렇다면 영양소는 어떻게 정의될까? 영양학에서는 영양소를 다음과 같이 정의한다.

영양소

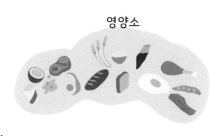

영양소

식품을 구성하는 물질 중 우리 몸에 에너지를 공급하고, 성장, 다양한 인체의 생리작용, 체내 건강유지를 위해 외부로부터 필요한 성분을 받아들이는 물질이다. 즉, 영양소는 신진대사를 위한 재료이며, 우리는 이를 통해 생존할 수 있게 된다.

이렇게 중요한 영양소가 어떤 기준에 의해 보충되는지도 매우 중요하다. 가장 먼저 따지는 것은 역시 '양'이다. 영양소는 필요량이 충족되어야 하므로, 다양한 기준의 섭취량이 제시된다.

평균필요량

건강한 기준의 절반(50%)에 해당하는 사람의 1일 필요량을 충족시키는 영양소 섭취량

권장섭취량

평균필요량에 표준편차를 2배 더하여, 대다수의 사람(97% 이상)들의

필요 영양소 섭취량

충분섭취량

영양소 필요량에 대한 자료 부족으로 중앙값과 표준편차를 구할 수 없는 경우, 사람들이 건강을 유지하는 데 필요한 양을 제시

상한섭취량

인체 건강에 유해 영향이 나타나지 않는 최대 영양소 섭취 수준, 과잉 섭취 시 건강에 악영향이 있다는 자료가 있는 경우 설정 가능

이렇게 사람에 따라 적절한 '양'이 섭취되면 영양소의 '질'을 따지게 된다. 질은 음식물의 가공 상태나 원물 상태에 따른 영양소의 함량, 흡수율 차이를 말한다.

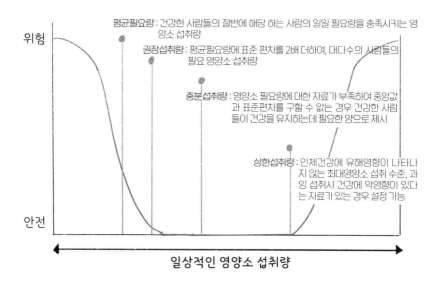

영양소의 양과 질을 따지는 것은 섭취 형태에 대해 고민하는 것인데, 사실 영양소 흡수는 체내의 신진대사 상태에 큰 영향을 받는다. 특히 섭취 이후 적절하게 소화되거나 변환되지 않을 경우, 섭취한 것에 비해 매우 적은 양의 영양소만 흡수된다. 대표적인 예로는 한 번에 너무 많은 양을 섭취하는 경우이다. 그렇기에 어떻게 나누어서 섭취할 것인지 또한 매우 중요한 기준이 된다.

정리하면, 영양소의 섭취 기준은 다음과 같다.
① 개인별 적정 섭취량을 충족시킨다.
② 각 영양소의 질을 따진다.
③ 적절히 분배해 보충한다.

마무리하며, 영양소의 양과 질을 판단하는 기준에는 신진대사의 상태도 큰 영향을 미친다는 것을 다시금 강조한다.

영양소의 분류:
3대 열량 영양소, 5대 대사조절 영양소

영양소에 어떤 것이 있는지 본격적으로 알아보자. 우리가 흔히 영양소라고 말하는 것은 3대 영양소, 혹은 5대 영양소이다. 물을 제외한 탄수화물, 단백질, 지방을 3대 영양소라 부르며 이에 비타민, 무기질을 포함하여 5대 영양소로 정의한다.

또한 식이섬유, 또는 물(물의 경우 일반적으로는 영양소로 잘 정의하지 않는다)을 포함하여 6대 영양소로 부른다. 최근 식물에 들어있는, 몸에 이로운

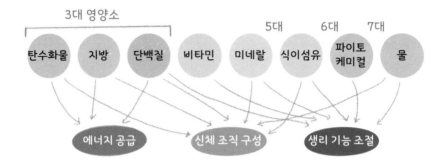

3대 에너지 영양소 = 3대 영양소 (에너지 발생)			5대 대사조절 영양소 = 5대 조절소 (신진대사 조절)				
탄수화물	단백질	지방	비타민	미네랄	식이섬유	파이토 케미컬	물
3대 영양소							
5대 영양소							
6대영양소							
7대 영양소							

화학물질(파이토케미컬)이 가진 신체 기능 및 건강 유지 기능이 주목받으면서 이를 7대 영양소로 부르기 시작했다.

영양소를 바라보는 관점은 다양한데, 스포츠 영양학에서는 단백질, 비타민(비타민 B1, 비타민 B2, 비타민 B3, 비타민A, 비타민 C), 미네랄(철분, 칼슘)을 주요 영양소로 보기도 한다. 하지만 일반적으로는 앞서 언급한 영양소들을 주요 영양소로 정의한다.

책에서는 우리 몸에 필요한 여덟 가지의 영양소 중 에너지의 공급원이 되는 탄수화물, 지방, 단백질을 '3대 에너지 영양소'로, 물을 포함하여 신진대사를 조절하는 영양소를 '5대 대사조절 영양소'로 분류하여 정의한다.

　이유는 '3대 에너지 영양소'(이하 3대 영양소)가 실질적인 체내의 에너지(열량, 칼로리)를 만들어내고, 그 외에 비타민, 미네랄, 식이섬유, 파이토케미컬, 물의 경우에는 체내의 신진대사 조절에 더 큰 영향을 미치기 때문이다. 그렇기에 '5대 대사조절 영양소'(이하 5대 영양소)로 구분하여 그 중요성을 강조하려고 하는 것이다.

3대 영양소

　우리에게 가장 익숙한 3대 영양소 탄수화물, 단백질, 지방은 실질적인 에너지원이며 인체를 구성한다.

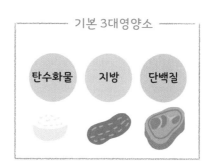

탄수화물

탄수화물은 우리 몸에서 가장 빠르게 사용 가능한 에너지원이다.

단순 탄수화물(당류)	단당류 : **포도당**, 과당(액상과당), 갈락토오스
	이당류 : 설탕, 젖당, 엿당
복합 탄수화물	다당류 : 녹말(아밀로스, 아밀로펙틴), **글리코겐**
	식이섬유(열량을 내지 않아 조절소로 구분)

　탄수화물은 표와 같이 크게 단순 탄수화물과 복합 탄수화물로 구분하며, 다이어트를 위해 잘 알아야 하는 것은 포도당과 글리코겐이다. 포도당은 몸에서 즉각적으로 사용되는 에너지원이며, 글리코겐은 수많은 포도당이 뭉쳐 있는 저장형 포도당이다. 식이섬유의 경우, 복합 탄수화물

이지만 에너지원이 아니기에 조절소로 구분된다.

최근 문제 되는 음료와 커피 등, 액상과당의 경우는 옥수수 녹말의 포도당을 화학적으로 전환한 것이다. 이는 체내의 포도당에 의한 조절을 피하지만, 오히려 대사의 혼란을 일으켜 다양한 성인병의 유발원이 된다.

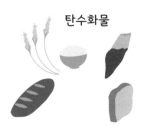

탄수화물

탄수화물은 단순히 에너지원의 역할만 하는 것은 아니다. 탄수화물 섭취로 분비되는 인슐린을 통해 체중 및 신진대사에 영향을 주고, 필요에 따라서는 체내의 다른 필수 성분으로 형태를 변환시키기도 한다. 이 책의 제일 중요한 키워드인 다이어트, 비만과도 가장 크게 연관되어 있다.

단백질
단백질은 물과 함께 생명체를 구성하는 주성분이다.

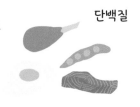

단백질

단백질은 기본 단위, 즉 기계의 부품들이라고 할 수 있는 아미노산이 합쳐진 고분자 화합물을 총칭한다. 우리 몸은 20여 종의 필수 아미노산으로 단백질을 구성함에 있어, 무한한 조합을 만들어 낸다. 피부와 근육, 효소와 호르몬을 이루는 단백질이 모두 다른 이유이다.

이러한 조합은 우리 몸의 DNA에 저장된 수많은 아미노산 조합 설명서를 통해 실현된다. 체내의 다양한 대사로 아미노산을 재활용하다가, 더 이상 사용되지 않으면 요소의 형태로 버려진다.

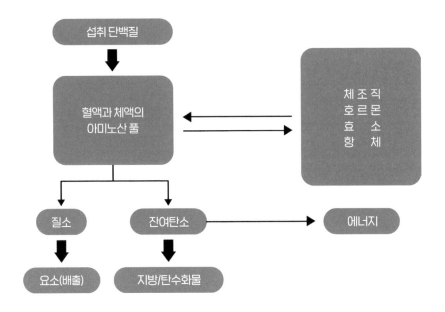

이를 아미노산 풀_{Amino acid pool}이라고 부르는데, 적절한 질소균형을 통해 체내의 적정한 아미노산량을 유지하며 단백질 합성을 정상화시킨다.

앞서 말했듯 소화 대사량은 탄수화물보다 높아, 다이어트 식단에서는 충분한 단백질 성분을 보충하는 것을 추천한다. 그리고 식물성 단백질보다 동물성 단백질에 필수 아미노산 함량이 풍부하다. 일반적으로 몸을 구성하는 단백질은 에너지원으로 활용하지 않지만, 단식 상태가 오래 지속될 경우에는 에너지원으로도 활용된다.

지방

우리 몸의 가장 효율적인 에너지원(1g당 9kcal, 탄수화물과 단백질은 1g당 4kcal)이고, 몸을 구성하는 주성분으로 반드시 필요한 영양소다.

일반적으로 다이어트를 하는 사람에게 천적
과 같은 존재인 지방은 사실 몸에 매우 이로
운 영양소다.

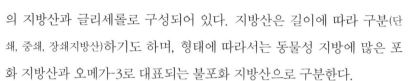

지방

대표적으로 중성지방과 콜레스테롤이 있
다. 저장된 지방의 형태인 중성지방은 세 개
의 지방산과 글리세롤로 구성되어 있다. 지방산은 길이에 따라 구분(단
쇄, 중쇄, 장쇄지방산)하기도 하며, 형태에 따라서는 동물성 지방에 많은 포
화 지방산과 오메가-3로 대표되는 불포화 지방산으로 구분한다.

글리세롤은 글리세린으로도 불리며, 구조가 일정하여 뼈대의 역할을
한다. 끈끈한 기름 성분의 액체로, 손 소독제 등에서 보습 성분으로 포함
되거나 혈류 증가에 도움을 주어 스포츠 영양제로써 활용되기도 한다.

콜레스테롤은 간에서 지방산으로부터 합성되며 동물성 식품에만 존
재한다. 에너지로 사용되지는 않지만 담즙산, 세포막 및 혈관벽 등의 주
요 성분이고, 성호르몬 및 식욕과 관련된 호르몬인 렙틴의 원료가 된다.

지방이 소화되어 중성지방(TG)과 콜레스테롤(HDL, LDL이라는 수송체를
활용)로 나뉘어 이동하는 모습을 나타낸 그림이다.

일반적으로 우리는 콜레스테롤을 나쁜 기름이라고 생각한다. 특히
나쁜 콜레스테롤은 LDL, 좋은 콜레스테롤은 HDL로 구분하여 이야기하
는데, 이는 적절하지 않다. 실질적으로 LDL, HDL은 콜레스테롤을 담는
택배 박스로 이해하는 것이 좋다.

조직으로 가는 송장이 붙어 있다면 LDL-콜레스테롤, 간으로 가는 송

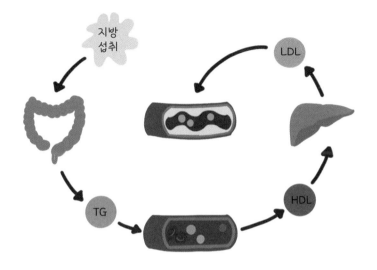

장이 붙어 있다면 HDL-콜레스테롤인 것이다. 더불어 무조건 LDL 양을 줄이는 것보다는 HDL과 LDL의 적절한 비율을 유지하는 것이 더 중요하다. 그러므로 무조건 LDL을 낮추고 HDL을 높여야 된다는 생각은 바꿔야 한다.

콜레스테롤은 동물에게만 있기 때문에, 식물의 스테롤은 식물을 의미하는 'Phyto-'가 앞에 붙어 파이토스테롤이라고 불린다. 대표적인 예로는 유명 잇몸약 '인사○'의 성분으로 들어가는 베타시토스테롤(옥수수불검화추출물)이 있다. 이는 뒤에서 나오는 파이토케미컬과도 연관이 있다.

간단하게 정리했지만, 3대 영양소는 실질적으로 열량을 얻는 원천이 되기 때문에 매우 중요하다.

다음은 탄수화물, 단백질 지방과 같이 열량을 내진 않지만, 체내의 원활한 대사와 에너지 생산에 도움을 주고, 인체의 기본적 구성 요소로 작용하는 '조절소'에 대해 알아보겠다. 5대 조절소는 비타민, 미네랄, 식이섬유, 파이토케미컬, 물이다.

5대 대사조절 영양소(조절소)

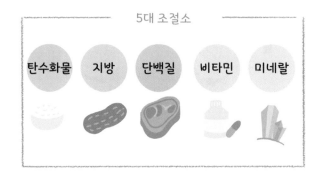

비타민과 미네랄

3대 영양소보다는 훨씬 적은 양으로 인체 대사에 영향을 미치는 조절소인 비타민, 미네랄은 체내에 부족할 경우, 최대 200가지의 부작용 및 불편한 증상이 발생할 만큼 인체에 꼭 필요한 영양소이다.

하지만 여기서 언급되는 다양한 비타민과 미네랄의 종류, 양을 따지면서 음식을 선정하고 조절할 필요는 없다. 과거에는 먹을 것이 실질적으로 부족하여 생기는 다양한 결핍증이 많았지만, 현재는 오히려 영양의 불균형이 문제다. 식생

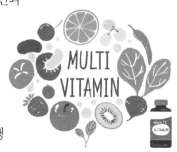

활 습관 문제와 과로, 편식, 흡연 등으로 불균형을 겪는 것이다. '다양하고 건강한 음식을 최대한 골고루 적당량 먹기'라는 당연한 원칙만 지킨다면 크게 따지지 않아도 된다.

하지만 식사량 자체를 줄이는 다이어트(단식, 소식)를 하는 경우, 이러한 조절소들은 반드시 부족 현상을 일으키기에 핵심 조절소들이 들어간 종합 영양제를 복용하는 것이 필요하다.

지금부터 다룰 자세한 이론을, 영양분에 대한 기본적인 지식과 정보로 익히며 음식과 영양제, 보충제 및 건강기능식품의 선택에 도움이 되길 바란다.

◦ 비타민(13종)

지용성 비타민 (4)	비타민A, 비타민D, 비타민E, 비타민K
수용성 비타민 (9)	비타민B1·2·3·6·12, 엽산, 비오틴, 판토텐산 비타민C

비타민은 최초로 티아민(비타민 B1)이 발견되었을 때 붙여진 이름으로, 라틴어의 생명을 의미하는 'Vital'과 질소가 포함된 의미 'Amine'의 합성어다. 즉, 생명에 필수적인 질소(N) 함유 화학물질을 의미한다. 현재 다양한 비타민이 발견되었는데, 질소가 함유되지 않은 물질도 많다. 그러나 생명에 필요한 영양소라는 이름은 아직도 유효하다.

이러한 비타민은 주로 야채와 과일에 많이 들어있다. 비타민은 체내에서 충분히 합성되지 않는 영양소로써 식품을 통해 공급되어야 한다.

비타민은 조효소로 체내의 신진대사 및 각종 생화학반응에 촉매 역할을 하여 음식물의 소화, 흡수, 에너지 대사, 대사 후 노폐물 배출, 질병에 대한 저항력 등 수많은 인체 활동에서 큰 역할을 한다. 대부분의 비타민은 몸에서 합성할 수 없으므로(비타민K, 일부 비타민 B군은 장에서 대장균에 의해서 일부 합성 가능) 매일 음식을 섭취해 적정량 공급해 주어야 한다.

비타민은 각각 기름과 물이 용해된다는 특징, 체내의 축적 여부로 지용성과 수용성으로 구분된다.

지용성비타민	수용성비타민
비타민A, 비타민D, 비타민E, 비타민K	비타민B1·2·3·6·12, 엽산, 비오틴, 판토텐산 비타민C
기름에 녹는다. 하루의 섭취량 이상은 체내에 저장된다. 결핍의 증세가 천천히 나타난다.	물에 녹는다. 필요량 이상 섭취 시 소변으로 배출된다 결핍증세가 비교적 쉽게 나타난다.

이러한 비타민은 체내에서 다양한 기능을 통해 성장, 활력, 건강에 필수적인 작용을 한다. 예를 들어 비타민D는 체내에서 호르몬처럼 작용하기도 하여, '호르몬 비타민'으로도 불리며 비타민B는 비타민B군, 콤플렉스, 패밀리 등으로 묶어 설명하고, 일반적으로 에너지 대사에 같이 협력하여 작용한다. 13종의 비타민별 주요기능, 결핍증상 및 과잉섭취 시 증상을 정리하면 아래 표와 같다.

	주요기능	결핍증상	과잉섭취 시 증상
지용성 비타민			
A	점막 상피조직 유지, 야맹증 예방	야맹증	구토, 두통, 피로
D	칼슘 장 흡수 촉진, 골격 및 치아 형성	구루병	식욕감퇴, 구토, 과민
E	항산화	빈혈	
K	혈액응고 과정에 필수	출혈	UL(상한량) 비설정

수용성 비타민

B1	탄수화물 에너지 대사 조효소	각기병	UL 비설정
B2	탄수화물, 지방 에너지대사 조효소	피부염(구각염)	UL 비설정
B3	탄수화물의 에너지 생성(유, 무산소) 조효소	펠라그라	두통, 피부 발적
B6	단백질 대사 조효소	신경과민	신경감각 손실
B12	DNA 형성	악성빈혈	UL 비설정
엽산	DNA 형성	신생아 신경관 결함	UL 비설정
비오틴	탄수화물, 지방, 단백질 대사 조효소	피로, 구토	
판토텐산	에너지대사에 관련 조효소A 일부	구토, 우울증	UL 비설정
C	결합조직 발달(콜라겐 합성), 항산화제	괴혈병	설사, 신결석

일반적으로 체내 누적이 가능한 지용성 비타민의 경우, 부작용 증상이 뚜렷하다. 하지만 권장섭취량, 최적섭취량보다 훨씬 상회하는 용량이기에 전문가와 상담 후 복용한다면 걱정하지 않아도 된다.

최적섭취량은 신체의 건강 증진을 위한 효과적인 복용량이며, 건강인의 영양결핍 방지(건강상태 유지)를 위한 평균필요량이나 권장섭취량을 상회하는 양이다. 최근 변화되는 환경과 식습관으로 인하여, 에너지원이 되는 영양소 섭취에 비해 체내 조절 역할을 하는 영양의 결핍이 일어나고 있기 때문이다. 이 기준은 기능의학(영양소 치료) 관점으로 정해졌다.

지용성 비타민	권장섭취량(결핍증 걸리지 않는 용량)	최적섭취량(최적건강유지목적)
비타민A(레티놀)	4,000~5,000IU	5,000~10,000IU
비타민D	200~400IU	1,000~2,000IU(~5,000IU)
비타민E	15IU	400~600IU
비타민K	X	65~75mcg

	권장섭취량(결핍증 걸리지 않는 용량)	최적섭취량(최적건강유지목적)
수용성 비타민		
비타민B1	1.0~1.4mg	50~100mg
비타민B2	1.2~1.5mg	15~50mg
비타민B3	13~18mg	15~100mg
비타민B5	5mg	50~100mg
비타민B6	1.4~1.5mg	50~100mg
비타민B7	100~200mcg	400~800mcg
비타민B9	250mcg	400~800mcg
비타민B12	2.4mcg	200~400mcg
비타민C	100mg	1,000~3,000mg

◦미네랄(16종)

신체의 함량 및 필요량(하루에 100mg이상 또는 이하)에 따라 다량, 미량으로 구분

다량 미네랄 (7)	칼슘(Ca), 마그네슘(Mg), 인(P), 나트륨(Na), 염소(Cl), 칼륨(K), 황(S) (100mg/day이상 섭취)
미량 미네랄 (9)	철(Fe), 아연(Zn), 구리(Cu), 불소(F), 망간(Mn), 요오드(I), 셀레늄(Se), 몰리브덴(Mo), 크롬(Cr) (100mg/day이하 섭취)

이온화된 상태로 존재하는 광물질을 미네랄이라고 정의한다. 설악산 오색 약수터의 약수가 빨간빛을 띠고 있는 이유도 약수 속 철분 이온이 산소와 결합 후 산화철로 변화하여, 바위 등에 흡착되었기 때문이다. 체내에 흡수되어 사용되는 일반적인 미네랄 형태는 약수 안의 철분 이온처럼 이온화(전기적 성질)된 형태이다.

일반적으로 미네랄은 성인 체중의 4% 정도를 차지하며, 신체조직을 구성하고, 비타민과 함께 신진대사 조절에 관여한다. 에너지원 영양소가

아니기에 에너지 제공은 없으나, 아래에 열거한 많은 기능이 있다.

① 몸의 모든 세포의 기본 구성 성분
② 수분 균형, 산-염기 균형
③ 신경전달, 근육 수축 및 이완, 에너지 생성 등
④ 체내 수많은 생화학반응에 필수적인 역할 담당

각 미네랄 별 주요 기능, 결핍증상, 과잉 섭취 시 발생하는 증상은 아래 표와 같다.

	주요기능	결핍증상	과잉섭취 시 증상
다량 미네랄			
칼슘	골격, 치아 형성, 혈액 응고, 근육의 수축과 이완	저칼슘혈증, 구루병, 골다공증	변비, 신장 결석
마그네슘	신경자극, 근육이완 및 체내 300가지 이상의 신진대사에 조효소 관여	눈 밑 경련, 불안감, 근육 뭉침	구토
인	영양소 흡수와 운송	골다공증, 식욕부진, 근육약화	심혈관계질환
나트륨	근육, 신경자극 반응, 아미노산 흡수관여	두통, 구역, 근육경련, 실신	고혈압, 위궤양, 신장질환
칼륨	체액 삼투압 조절	근육경련, 식욕부진, 무기력감	위장장애
황	해독, 소염 작용	피부염, 손발톱연화증	소화불량, 골다공증
미량 미네랄			
철	헤모글로빈 구성요소	빈혈, 체온유지 능력 감소	구역, 구토, 복통, 저혈압
아연	인슐린 합성, 면역기능 관여	미각감퇴, 성장지연	구토, 설사
구리	철 흡수, 뼈 및 적혈구 생성 기여	골격이상, 백혈구 감소	복통, 구역, 신부전증, 간 손상

	주요기능	결핍증상	과잉섭취 시 증상
미량 미네랄			
불소	충치발생 억제	충치, 골다공증	반점치, 위장장애
망간	뼈 성장 및 재생관여, 골격 구조형성	피로감, 우울감	근육통, 피로, 기억력 저하
요오드	갑상선 호르몬 주성분	갑상선 기능 저하	갑상선 기능 항진
셀레늄	고혈압 예방, 항산화 기능	근육기능 저하, 면역기능저하, 관절염	재채기, 기침, 어지름증, 호흡곤란, 두통 등
몰리브덴	체내 질소대사 관여	정신 혼미, 무기력	설사, 빈혈, 고요산혈증
크롬	인슐린 감수성 높임	당뇨병 발병 위험 높임	간독성

앞서 언급한, 다양한 기능을 가진 미네랄은 인체의 건강한 신진대사를 위해 체내에서 적정량을 유지해야 한다.

다량, 미량 미네랄 모두 과잉 및 결핍 시 부작용이 있기에 유의가 필요하다. 앞서, 비타민과 동일하게 주요 미네랄에 대한 권장섭취량과 최적섭취량을 나누어 정리했다. 비어 있는 칸은 아직 용량이 정해지지 않음을 의미한다.

	권장섭취량(결핍증 걸리지 않는 용량)	최적섭취량(최적건강유지목적)
다량무기질		
칼슘	700~900mg	1,500~2,000mg
마그네슘	310~420mg	750~1,000mg
미량무기질		
철	12~16mg	18~30mg
아연	10~12mg	30~50mg
구리	0.9mg	2~3mg
불소		2.5~3.5mg
망간	1mg	3.5~4mg

요오드	150mcg	
셀레늄	55mcg	100~200mcg
몰리브덴	25~30mcg	
크롬	20~35mcg	150~400mcg

'소금'의 오명

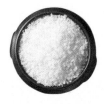

시중에는 압도되는 건강 정보들이 넘친다. 그중 익숙한 것은 소금은 건강에 무조건 좋지 않다는 이야기이다. 소금의 과잉섭취는 고혈압, 심장질환(협심증, 심근경색), 신부전 및 신장 질환 등을 유발할 수 있다.

하지만 소금 자체는 나트륨이 아니다. 소금은 염화나트륨$_{NaCl}$을 의미하며, 나트륨은 몸에 꼭 필요한 다량 미네랄이다. 수분과 전해질 균형에 관여하고, 세포의 삼투압을 유지한다. 또한, 체액의 산-알칼리도$_{pH}$를 조절하며 근육의 운동과 뇌·신경의 자극 전달에도 필요하다. 더불어 나트륨은 담즙, 췌장액, 장액 등 중요한 소화액의 재료가 되어, 우리가 섭취한 음식 소화 및 흡수까지 돕는 이로운 미네랄이다. 그러므로 무조건적으로 소금을 줄여야 한다는 것은 잘못된 정보다.

• 식이섬유

배추를 세로로 꺾었을 때 깨끗이 잘리지 않고, 실 같은 가느다란 선이 이어진 것을 보았을 것이다. 이것은 식이섬유$_{Fiber}$이며, 복합 탄수화물의 일종이다. 에너지원이 되지 않기에 3대 영양소인 탄수화물로 구분하지 않는다.

식이섬유는 인간의 몸속에서 분해할 수 있는 효소가 없어 분해, 소화가 전혀 되지 않고 배설된다. 하지만 소나 양, 염소 등 초식동물의 몸속에 다량 함유되어 있는 소화효소는 섬유질을 분해, 소화할 수 있다. 그래서 영양분으로 활용할 수도 있다.

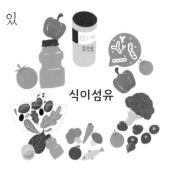

식이섬유

기아와 무지 등으로 영양분이 부족했던 시절, 섬유질은 영양학적으로 전혀 가치 없는 물질로 관심 밖의 대상이었다. 하지만 현재, 영양 과잉이 문제가 되면서 해결 방안의 하나로 주목받기 시작한다.

식이섬유는 소화되지 않으면서, 입부터 항문까지 연결되는 소화관의 노폐물과 잉여 미네랄들을 제거하는 기능으로 질병 예방 효과를 갖는다. 식이섬유의 작용을 간단히 정리하면 아래와 같다.

① 소화작용 촉진
수용성 식이섬유는 수분과 결합해 끈끈한 형태의 젤을 만들어, 위 배출 속도를 감소시키고 소장 통과 속도를 높인다. 함께 먹은 내용물이 소장에서 빠르게 지나가므로, 탄수화물과 같은 영양소 흡수를 감소시키는 작용을 하여, 다이어트에도 도움을 준다.

② 유산균의 먹이
식이섬유는 유산균의 먹이 역할을 한다. 대장 내 유산균 숫자를 늘려 장 건강에 도움을 준다. 더불어 대장 내용물 양이 증가하면서, 변비 개선에도 매우 탁월한 효과가 있다.

③ 장 청소 및 스펀지 효과

식이섬유는 체내에 들어와 내장의 노폐물, 발암물질 등을 흡착시키고, 섭취한 음식물의 영양분이 흡수되는 것을 방해하여 대변으로 배출시키는 기능을 한다.

④ 콜레스테롤 저하 효과

식이섬유는 소장 내에서 지방과 콜레스테롤 흡수를 억제하고, 지방을 소화시키는 담즙산의 흡수를 억제한다. 더불어 대장에서 만들어진 단쇄지방산이 간에서 만들어지는 콜레스테롤 생성 역시 억제한다. 해외에서는 이상지질혈증 환자의 영양제에 실리엄허스크(차전자피)가 꼭 들어간다.

이러한 식이섬유는 물리화학적 성질에 따라 물에 녹는 수용성과 물에 녹지 않는 불용성 식이섬유로 구분하고, 발효 유무에 따라 발효성과 비발효성으로 나눈다.

수용성 식이섬유는 물에 녹아 겔을 형성할 수 있고, 발효성 식이섬유는 대장에서 유산균에 의해 발효돼 단쇄지방산$_{SFA}$(장세포의 에너지원)과 이산화탄소, 메탄, 수소 등의 가스를 생성한다. 복잡하게 분류되지만, 식이섬유의 가장 큰 장점은 체내의 노폐물을 제거하는 청소부 역할이라는 것과 장세포의 직접적인 에너지원인 단쇄지방산의 재료라는 것만 기억하면 된다.

수용성 식이섬유 펙틴, 수지(구아검, 카라야검, 아라빅검), 실리엄허스크(차전자피)
불용성 식이섬유 리그닌, 셀룰로오스, 헤미셀룰로오스 우리가 흔히 접하는 식이섬유로는 변비에 자주 활용되는 차전자피와 셀룰로오스가 있다. 우리의 지나친 영양 과잉을 막아주고, 노폐물을 제거하는 영양학적 가치를 지녀 중요한 조절소 중 하나로 재조명되고 있다.

파이토케미컬Phytochemical

식물 내에 존재하여 건강에 도움되는 생리활성을 가진, 식물 고유의 여러 가지 화학물질을 파이토케미컬이라고 한다. 식물이라는 뜻의 '파이토Phyto'와 화학물질을 나타내는 '케미컬Chemical'의 합성어이다. 간단하게 식물 유래 영양소라고 정의할 수 있다. 약 25,000여 가지가 있을 것이라고 추정하며, 식물이 우리에게 제공하는 물질로 아직 이름조차 짓지 못한 것이 훨씬 많다.

보통 하나의 식물에는 수십, 수백 가지의 파이토케미컬이 존재한다. 해당 식물이 체내에서 상호 보완 작용을 통해, 강한 햇빛이나 벌레 및 미생물 같은 외부환경으로부터 스스로를 지켜내고자 자체적으로 생성하는 것이다. 이 물질은 식물을 더 강하고 튼튼하게 만들어 생명을 유지하게 한다.

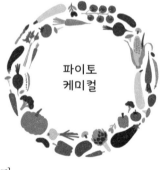

파이토케미컬은 많은 색을 가지고 있어 식물들의 색깔을 다양하게 만들고, 흔히 컬러푸드로 불리며, 건강식으로도 언급된다.

이러한 파이토케미컬은 섭취하는 사람의 몸속에서도 시너지 효과를 발휘하여, 인체에 다양한 생리활성을 나타내 건강을 증진시켜 준다. 특히 형형색색의 파이토케미컬은 강력한 항산화 작용으로 면역 기능을 정상화시키고 노화 방지, 항암, 항염 등의 효과를 낸다.

파이토케미컬이 풍부한 식품의 건강 유용성을 일찍이 인지한 미국의 경우, 지난 1991년부터 일반인들을 상대로 과일과 채소를 하루에 다섯 차례 이상 섭취하게 했다. 암은 물론, 각종 성인병을 예방하자는 이른바 'Five-a-day for Better Health' 캠페인이다. 이는 미국 국립암연구소, 미국 암협회, 비영리 소비자단체, 식품업계 등이 동참하여 진행되었다.

이러한 파이토케미컬의 순기능은 파이토테라피라는 자연치유법 개념으로 발전하였다.

◦파이토테라피(자연치료법)

앞서 말한 다양한 파이토케미컬의 정보와 이론이 축적되면서, 식품이 곧 약이 된다는 개념의 '식품의약Nutraceutical'이라는 말이 등장한다. 본질적으로 파이토케미컬은 열량을 내지 않는 조절소이

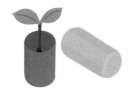

다. 하지만 건강을 보호하거나, 젊음을 유지하는 데에 있어 대단히 중요한 물질이란 것이 여러 가지 연구에서 밝혀졌다.

파이토케미컬의 주된 기능은 강력한 항산화 효과라고 할 수 있는데, 이는 인체의 면역시스템을 회복하고, 질병의 원인이 되는 물질로부터 몸을 방어하도록 도와준다. 더불어 DNA의 손상을 막고 복원을 도와 세포의 산화와 노화, 오염물질의 노출을 막아주며, 건강 회복에 기여한다.

이러한 파이토케미컬의 기능은 식품의약의 관점으로 '파이토테라피 Phytotherapy'라는 개념으로 발전한다. 파이토케미컬의 강력한 항산화 기능을 통해 자신의 자연 치유력을 최대치로 높여 건강을 회복하며, 자연치유법이라고 부르기도 한다.

'파이토테라피'를 한마디로 요약하면, '현대의학(기능의학)과 동양의학(한의학)의 관점을 통합적으로 보는 통합의학'이라고 할 수 있다. 그렇기에 '미병'에 매우 최적화된 치유법이라 볼 수 있다. 미병은 한의학적인 용어로 '병이 되진 않았지만 되고 있는 상태', '병으로 가는 과정(반건강, 반질병)'을 의미한다.

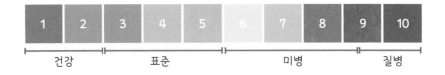

현대의학인 '기능의학' 또는 '진단의학'의 영역에서도 미병을 다룬다. 일반적으로 병원에서는 참고치를 벗어나면 질병이 있고, 참고치 범위 내에 있으면 질병이 없다고 해석하지만, 기능의학에서는 '최적치'를 이용해 평가하고, 상태를 점수화하여 나누어 진단한다.

개별기능의학 검사를 비롯하여 소변 검사, 타액 검사, 홍채 검사, 산화 스트레스 검사, 비타민 검사, 아미노산대사 검사, 음식 알레르기 검사, 대변 검사, 유전자 변이 검사 등을 통해 현재 몸 상태가 최적인지 확인한다.

이러한 검사를 통해 몸의 영양 불균형, 자율신경의 불균형, 호르몬계와 면역계의 불균형 등을 파악하게 된다.

즉, 이러한 체내의 전체 대사 및 복합적인 영양의 불균형이 미병의 영역에 접근하기에 파이토케미컬이 좋은 선택지가 되고 있다. 하지만 어떻게 다른 물질들과 상호작용을 하는지, 어떻게, 얼마나 먹는 것이 건강 유지에 최적의 도움을 줄 것인지 등에 대한 더 많은 연구와 전문가의 적절한 상담도 필요하다.

◦파이토케미컬의 분류 및 대표적인 효과

파이토케미컬은 내부의 화학 구조에 따라 구분된다. 대표적인 것이 테르펜과 폴리페놀, 식물성 스테롤(파이토스테롤) 등이다.

테르펜에는 베타카로틴, 라이코펜, 루테인 등이 포함되는 카르티노이드와 사포닌이 있으며, 폴리페놀에는 플라보노이드, 이소플라본, 안토시아닌, 스틸벤 등이 있다. 마지막으로 식물성 스테롤에는 베타시토스테롤 등이 있다. 이렇게 다양하고 많은 파이토케미컬들을 알 필요는 없다. 이 외에도 유기황화합물, 질소함유화합물, 유기산 등 다양한 종류가 있고 매우 복잡하다.

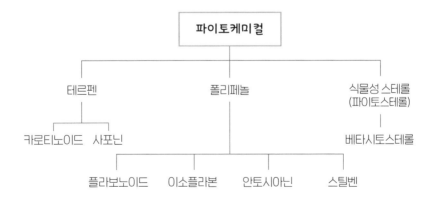

대부분의 파이토케미컬들은 페놀기가 풍부한 화학 구조의 특징으로, 강력한 항산화 효과를 갖게 된다. 페놀기의 특징은 자신이 산화되면서 상대를 환원(항산화)시킨다. 이처럼 강한 항산화 효과는 산화된 세포를 환원시키면서, 노화와 파괴를 막고 몸 전체의 신진대사 및 생리활성을 정상화시켜 회복력을 높이며, 건강을 증진 시킨다. 더불어 면역 기능의 정상화와 노화 방지, 항암, 항염 등의 효과를 나타낸다.

주변에서 쉽게 접할 수 있는 포도의 '레스베라트롤', 고추의 '캡사이신', 마늘의 '알리신', 브로콜리의 '설포라판', 콩의 '이소플라본', 녹차의 '카테킨', 토마토의 '라이코펜', 인삼의 '사포닌' 등이 모두 파이토케미컬이다.

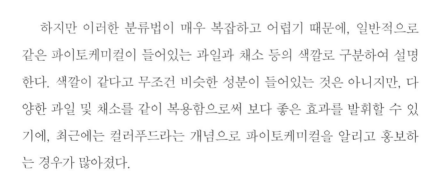

하지만 이러한 분류법이 매우 복잡하고 어렵기 때문에, 일반적으로 같은 파이토케미컬이 들어있는 과일과 채소 등의 색깔로 구분하여 설명한다. 색깔이 같다고 무조건 비슷한 성분이 들어있는 것은 아니지만, 다양한 과일 및 채소를 같이 복용함으로써 보다 좋은 효과를 발휘할 수 있기에, 최근에는 컬러푸드라는 개념으로 파이토케미컬을 알리고 홍보하는 경우가 많아졌다.

색깔	효능
보라/파랑	안토시아닌, 레스베라트롤 등은 세포 노화를 막고, 항암작용과 시력저하를 예방한다. 포도껍질에 많은 플라보노이드는 심장병과 동맥경화를 예방하는데 도움을 준다.
빨강	라이코펜, 엘라그산 등이 많이 함유되어 있으며, 강력한 항암효과와 노화방지에 도움을 준다. 안토시아닌 역시 콜레스테롤을 낮춰주고, 혈당조절 및 혈액순환에 도움을 준다.
노란/주황	카로틴, 베타카로틴 등은 강력한 항산화제로 노화방지와 항암작용에 좋고, 심장질환과 시력 보호에도 효능이 있다. 체내에 흡수되어 비타민A로 바뀌어 신체 발육을 돕고 점막회복에 효과적이다.
초록색	브로콜리 같은 초록색 식품에는 설포라판, 비타민, 미네랄이 매우 풍부해 신진대사를 활발하게 하며, 피로를 풀어주는데 효과적이다. 열을 가할 경우 영양소 소실이 생길 수 있어, 생으로 먹는 것을 추천한다.
흰색/갈색	양파 등 흰색 식품에는 알리신, 퀘르세틴 등이 들어 있으며 심장병을 예방한다. 유해물질을 몸 밖으로 내보내고, 균과 바이러스에 대한 저항력을 길러준다.

물

물은 우리 몸에 가장 큰 비중을 차지하는 중요한 요소이다. 체내의 물질순환을 일으키는 주체(혈액)이므로, 모든 영양소가 흡수되어 쓸 곳에 적절하게 배치되고, 적당한 체온 조절과 혈류의 유지, 노폐물의 배출, 체액 삼투압 조절 및 항상성 조절에 크게 기여되고 있다. 하지만 에너지를 만들어내지 않고 영양소적 특징이 적어, 주요 영양소에 포함하지 않는 경우가 많다. 그러나 그 주요 의미는 조절소에 충분히 포함될 가치가 있다.

세계보건기구WHO에서는 하루 물 섭취권장량(성인 기준)을 1.7~2리터로 정하고 있는데, 당연히 세계 평균이기에 각자 처한 환경과 상황에 따라

달라질 수 있다. 하지만 여기서 제안하는 섭취량과 물의 종류는 기억해야 할 것이다.

일반적으로 한꺼번에 너무 많은 물을 마시는 것은 체내의 삼투압 농도를 교란시켜 두통이나 헛구역질 등의 증상이 나타날 수 있고, 신장에도 부담을 줄 수 있다. 체내에 물이 많은 것과 세포의 함수율(세포가 포함하는 물의 양)이 높은 것도 차이가 있다.

한의학적 관점에서도 너무 많은 물이 몸에 한 번에 들어오면 수분이 적채되어 담, 음이 생긴다고 표현한다. 그렇기에 한 컵(200ml) 정도의 미온수를 자주, 천천히 마시는 것이 가장 좋다.

물의 종류도 매우 중요한데, 한때 건강 정보 프로그램에서 물 섭취를 강조한 적이 있다. 당시 '물 대체 가능 차 VS 물 대체 불가 차'를 구분하였는데, 핵심은 이뇨 작용을 촉진하는 성분이 포함되었거나 약재 성분이 첨가된 차를 많은 양 마실 경우 부작용이 유발될 수 있는지의 여부이다.

물 대체 가능 차　현미차, 보리차, 옥수수차 등의 곡물차 등
물 대체 불가 차　커피류, 녹차, 홍차, 옥수수염차, 헛개나무차, 결명자차 등

특히 커피류와 같은 카페인류는 몸속에 물을 더 부족하게 하는 차이기에, 물 섭취량을 조금 더 늘려야 한다. 가장 좋은 것은 깨끗한 미온수를 자주 마시는 것이다.

점점 중요해지는 조절소

조절(調節)
: 균형이 맞게 바로잡음. 또는 적당하게 맞추어 나감.

앞서 얘기했듯, 과거에는 영양분이 부족했기에 3대 영양소가 절대적으로 부각되었다. 그래서 탄수화물, 지방, 단백질을 골고루 섭취하는 것이 건강 유지에 최우선이라고 강조하였다. 하지만 현재는 영양 과잉 및 불균형이 문제가 되면서 3대 영양소의 중요성은 상대적으로 약화하였다.

이제는 '너무 많이 흡수된 3대 영양소를 어떻게 소비시키고, 배출할 것인가'가 오히려 중요한 문제로 떠오르고 있다. 그래서 3대 영양소 및 미네랄의 흡수를 방해하는 식이섬유의 영양소적 가치가 인정받는 것이 좋은 예가 될 것이다.

약국에서도 비타민이나 미네랄 등의 조절소가 들어간 영양제를 가장 많이 추천한다. 집중력을 높이기 위한 포도당 캔디, 어르신들을 위한 단백질 파우더도 판매하지만 모두에게 권하지는 않는다. 오히려 수많은 다이어트 제품으로 나오는, 식이섬유가 포함된 다양한 건강기능식품이 더 많이 상담된다.

그렇다. 시대가 바뀌었다. '영양 결핍의 시대'에서 '영양 과잉과 불균형의 시대'로 넘어왔고, 영양 과잉은 3대 영양소로만 치우쳐져, 오히려 조절소의 영양 결핍이 동시에 진행되고 있다. 이 같은 현상은 결국 건강하지 못한 형태로, 우리를 쉽게 살이 찌는 몸으로 이끌고 있다.

'리비히의 최소법칙'- 조절소의 본질적인 역할은 무엇인가?

조절소는 열량이 전혀 없어 에너지원이 되지 못한다. 그런데 왜 그토록 중요하다고 할까? 한마디로 말하자면, 조절소가 몸속 모든 과정의 중매쟁이 역할을 하기 때문이다.

화학적으로는 촉매, 생물학적으로는 효소라고 불리는데, 특정 물질이 어떤 작용을 일으키도록 도와준다. 또, 어떤 물질이 보다 효율적이고 적은 에너지로 결합(동화작용), 분해(이화작용)되도록 촉진시키는 역할을 한다.

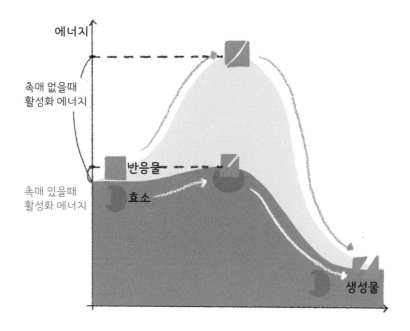

속에서 일어나는 수많은 현상들을 어떻게 일일이 설명할 수 있을까? 우리의 육체는 한마디로 축소판 우주, 소우주라고 할 수 있다. 수없는 생명 현상들이 이루어지는데, 그 모든 것에 관여하는 것이 바로 조절소들이다. 단 하나라도 결핍되면 치명적인 건강 문제가 일어날 수 있다.

식이섬유, 파이토케미컬, 물은 넓은 의미에서 체내의 신진대사 조절에 도움되는 조절소라고 할 수 있다. 특히 파이토케미컬의 경우는 아직도 미지의 영역으로, 많은 연구가 필요한 부분이다.

앞서 설명한 다섯 가지의 조절소가 인체에 얼마나 소중하고, 필요한 영양소인지 알았을 것이다. 단 하나의 조절소도 적절하게 공급해 주지 않는다면 전체 건강이 위협받을 수 있다. 우리 몸은 매우 신기하고 복잡하다.

이렇게 골고루 섭취하여 체내에 적절한 양을 유지하는 것을 영양 균형(영양 밸런스)이라고 부른다. 이를 쉽게 이해하기 위해 가장 적합한 것이 '리비히의 최소 법칙'이다.

독일의 화학자였던 리비히는 1840년, 식물의 성장이 필수양분 중 가장 적은 양분의 영향만 받고, 나머지 요소는 아무리 많아도 영향이 없다고 연구하였다. 실제로 각 요소가 서로 보완되는 경우도 있어 반드시 그런 것은 아니지만, 알아두면 인체의 각 조절소를 이해하는 데 도움이 된다.

이를 시각적으로 보여주는 것이 나무통에 비유한 '나무통 법칙'이다. 각 판자가 영양소라고 했을 때, 어느 하나라도 부족하면 나무통의 물은 샌다. 부족한 영양소에 의해 질병이 생길 수 있다는 것이다. 우리는 이 비유를 통해 영양소 섭취도 중요하지만, 이것이 에너지가 될 수 있도록 도와주는 조절소의 가치 역시 이해해야 한다.

나아가, 잘못된 다이어트 방법으로 인체의 영양 균형을 유지하지 못하여 큰 문제가 발생한다는 것을 이해하고, 가장 조심하고 경계해야 할 사항이 바로 섣부른 단식요법 다이어트라는 것을 알아야 한다.

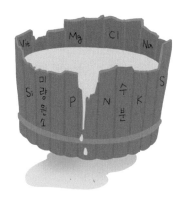

신진대사를 자극하는 '신호', 그리고 '자극 조절소'

건강하다는 것은 잘 먹고, 잘 움직이고, 잘 보고, 잘 자고, 잘 배출하는 것을 뜻할 것이다. 온몸의 기능이 정상적으로 작동하는 것이 건강하다는 의미일 것이기 때문이다.

아프지 않은 것이 건강한 것이다. 건장하고, 겉으로 보기에 근육질의 몸이어도 당뇨, 고혈압과 같은 만성질환, 또는 불면과 정신불안 등을 앓는다면 온전히 건강한 상태라고 할 수 없다.

몸이 기능하기 위해서는 무엇이 가장 중요하고 필요할까? 우리가 움직이고 기능하기 위한 에너지를 만드는 영양소가 1순위일 것이다. 인체를 작동하기 위한 에너지는 생존에 꼭 필요한 요소이기 때문이다. 그래서 우리의 DNA도 생존을 위한 식욕이라는 욕구를 상위에 두고 있을 것이다.

우리는 3대 영양소가 들어 있는 음식물을 섭취하고, 소화하는 과정을 통해 에너지를 얻는다. 그런데 이것보다 더 중요한 것이 있다면 믿겠는가?

신호와
신호전달

심장은 탄수화물, 지방, 단백질이 신진대사를 통해 만들어낸 에너지를 사용하여 뛴다. 심장이 뛰는 신호가 없다면 어떻게 될까? 당연히 심장은 그 기능을 제대로 수행하지 못할 것이다. 그렇다. 심장이 뛸 수 있는 에너지가 있어도, 일 초에 한 번씩 뛰게 하는 신호가 전달되지 않으면 무용지물이다.

그렇다면 신호는 어떻게 전달되는 것일까? 우리 몸에는 일 초에 한 번씩 심장을 주기적으로 뛰게 할 뿐만 아니라, 모든 인체가 적절하게 기능하도록 하는 신호전달Signal Transduction체계가 있다.

우선, 신호Signal는 각각의 세포가 주어진 환경에서 자극을 감지하고, 그 자극에 반응하기 위해 주고받는 소통을 의미한다. 이어달리기를 한다고 생각해보자. 이어달리기를 하는 것 자체는 신호전달체계를 의미한다. 전달되는 바통은 신호이자 신호전달물질로 비유할 수 있다.

독립생활을 하는 단세포 생물의 경우는 영양분이나 소통하는 세포를 찾는 행동 등에서 다른 세포들과의 의사소통이 필요하다. 우리와 같은 다세포 생물의 경우 이 같은 사회활동이 훨씬 중요하며, 세포들이 다른 세포들로부터 받는 다양한

신호전달

신호들이 제공하는 정보를 해석한다. 이 과정을 통해 정상적인 세포 대사를 진행하며, 이것이 신진대사로도 확장된다.

그러므로 신호전달은 세포 간의 정보전달을 넘어 생명의 생존 방식이라고 할 수 있다.

우리 몸에는 다양한 신호 전달 방법이 있다. 자세하게 구분한다면 호르몬을 통한 신호 전달, 혈액이 아닌 주변 세포에 영향을 주는 국소분비 신호 전달, 신경세포 간 신경전달물질을 통한 신경신호 전달, 세포 간 직접접촉으로 신호를 전달하는 접촉 의존성 신호 전달로 나뉜다. 다양한 물질과 방법을 통해 신호를 전달하여 몸의 신진대사가 정상적으로 작동할 수 있게 한다.

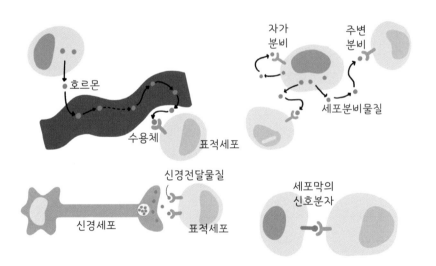

신호 전달의 종류	신호전달물질	작용 방법
호르몬을 통한 신호전달	호르몬 (예: 인슐린)	혈액을 통해서 호르몬이 몸을 순환하면서, 표적세포에 적용하여 신호를 전달하는 방법이다.
신경신호전달	신경전달물질 (예: 세로토닌, 도파민, 칼슘)	신경세포를 통해서 멀리 떨어진 곳까지 신호를 전달하는 방식이다. 신경신호의 호르몬의 방식과 같이 멀리 전달된다는 공통점이 있지만, 신호는 넓게 확산되지 않고 전용 경로를 통해 각각의 표적세포로 빠르고 정확하게 전달된다.
국소분비신호전달	세포분비물질 (주변분비, 자가분비)	주변 분비물질이 세포근처 외액을 통해서 국소적으로 확산되어 분비세포의 인접한 곳들에 머물면서, 가까이 있는 세포에게 신호를 전달한다. 세포 자신이 스스로 만든 자가 분비물질에 스스로 반응하기도 하는데, 이러한 신호전달을 자가 분비 신호전달로 정의한다.
접촉 의존성 신호전달	세포막에 있는 신호분자	전달 범위가 가장 짧은 방식으로, 세포 외부로의 물질 분비가 아닌, 신호를 전달하는 세포의 세포막에 위치한 신호분자와 표적세포의 세포막에 위치한 수용체 사이의 직접적인 접촉으로 신호를 전달한다.

이 같은 여러 신호 전달 방법을 통해 우리는 변화에 대응하고 건강한 상태를 유지한다. 당뇨병으로 익숙한 인슐린도 혈당을 낮추는 물질이라기보다, 혈당 낮추는 반응을 촉진시키는 신호 전달 물질 중 하나인 것이다.

신호전달물질은 호르몬, 신경전달물질, 세포 자체 분비 물질(주변 분비, 자가 분비)로 구분되는데, 물질 자체도 중요하지만 신호를 받는 세포막과 주변 환경도 매우 중요하다.

앞서 얘기했던 인슐린은 몸의 췌장에서 형성되어 혈액 속을 순환한다. 쉽게 설명하면, 혈액 속 포도당은 우리가 알고 있는 설탕물처럼 끈적거리는 상태이기 때문에, 그 자체로는 촘촘한 세포막을 통과할 수 없다.

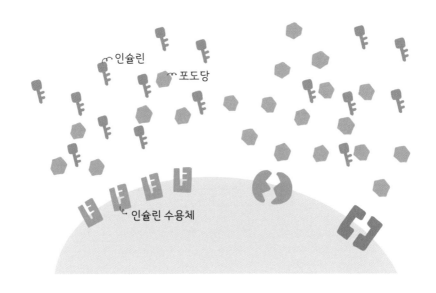

인슐린
포도당
인슐린 수용체

그래서 인슐린이 포도당 전용 통로Glucose Transporter Type 4(이하 GLUT4)를 가동시키는 신호를 세포막에 전달한다. 비유하자면, 인슐린이라는 열쇠로 세포막의 GLUT4라는 자물쇠를 열게 하는 것이다. 이를 통해 세포의 당 흡수를 촉진시켜 혈당을 희석하는 당분 희석제 역할을 한다.

이와 같이 세포막에는 신호를 전달받는 다양한 수용체들이 존재한다. 이 수용체가 제대로 작동해야만, 신호전달물질이 전달하는 신호가 잘 작용할 수 있다. 즉, 신호전달물질의 양도 중요하지만, 반응의 질을 높이려면 세포막의 수용체 감수성이 높아야 한다는 것이다.

감수성은 감각의 예민성을 의미한다. 감수성이 떨어지면 양이 아무리 많더라도, 신호를 받아들이는 예민성이 떨어져 반응의 정도가 낮아지게 된다. 우울증에 처방되는 약들을 살펴 보자. 신경전달물질 중 하나인 세로토닌의 수용체 감수성이 떨어지면, 세로토닌은 오랫동안 작용할 수 있도록 스스로 분해를 억제한다. 2형 당뇨 발병의 대표적인 이유도 수용체의 인슐린 감수성 부족 때문이다.

그렇다면, 이러한 감수성을 결정짓는 것은 무엇이 있을까?

우선, 세포를 어느 정도 알아야 감수성의 중요한 역할을 하는 세포막에 대해서도 보다 깊게 이해할 수 있다.

세포는 생장, 생존하기 위해 외부로부터 영양소를 흡수하여 에너지를 만들고, 노폐물은 밖으로 내보낸다. 특히 영양소가 세포 안으로 들어오는 속도 및 양은 세포의 대사활성 정도와 성장에 중요하다. 그래서 세포막은 각 분자에 대한 선택적 투과성을 가지고 모든 외부 물질을 흡수한다. 세포막의 구조는 2개의 층으로 되어있고, 유동성이 있는 말랑말랑하고 얇은 기름막처럼 생겼다. 이 기름막을 위해 물질의 출입을 결정하는 수용체(단백질) 분자들이 유동적으로 움직이며 박혀있다.

기름막과 수용체는 각각 외부물질의 형태(이온, 극성분자)와 성질(지용성, 수용성)에 따라 흡수의 정도를 조절할 수 있으며, 에너지 사용 여부에 따라 세포 내외부 물질 간의 적절한 농도 차이를 유지한다. 세포는 이러한 막을 통한 물질의 출입과 효율성, 최적화를 위해 세포막 내외부의 극성 유지(+/-)와 pH(산도)를 알맞게 유지시키며 세포의 반응성 및 부피 등을 조절한다.

특히 세포막의 극성은 신경이나 근육 세포 등에서도 세포가 반응을 전달할 때, 이 차이(전기적 높이 차)를 신호의 형태로 다른 세포에 전달한다. 이를 통해 자극을 느낄 수 있게 하므로 중요하다.

세포막의 적절한 유동성, 전위차, pH차가 유지되어야 알맞은 신호 전달이 가능하다. 그리고 세포막의 감수성이 적절한 상태로 유지되려면 건강한 몸 상태를 관리하는 것이 가장 중요하다. 즉, 현재 몸의 상태가 세포막의 감수성 및 건강 상태를 보여주는 것이다.

신호는 앞서 말한 영양소와 중요성의 우위를 논할 수 없다. 하지만 신호 전달이 가진 힘은 인체가 적절히 유지되고, 건강하게 살아감에 있어 매우 중요하다.

인체는 약 30만 가지의 기능이 동시에 일어나고 있다. 30만 개의 신호가 동시에 전달되고 있는 것이다. 보고, 느끼고, 체온을 유지하는 기능이 제대로 수행되려면 각 인체 기관들이 사용하는 '열량 영양소'도 필요하지만, 신호 전달에 관여하는 다양한 물질이 반드시 필요하다는 것을 알아야 한다.

자극
조절소

앞서 신호와 신호 전달 및 그 물질에 대해서 알아보았다. 그렇다면 이제부터는 신호전달물질을 어떻게 생각하고 접근해야 할지 고민해보아야 한다.

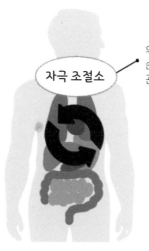

자극 조절소

우리 몸을 적절하게 순환시키는 신호전달 관련 모든 물질

운동할 때 몸에 땀이 나는 이유는, 급격하게 상승하는 체온을 일정하게 유지하기 위해 몸속 수분을 증발시킴으로써 체온을 떨어뜨리기 때문이다. 이 과정이 진행되려면 유기적인 신호전달체계 안의 신호전달물질이 우리의 생존을 도와야 한다.

우리 체온을 일정하게 유지하고, 심장이 일정하게 뛰게 하는 신호전달체계와 신호전달물질이 매우 중요하다는 것을 다시금 알게 된다.

신호전달물질은 영양소를 통해 만들어 사용하거나, 직접적으로 그 역할을 한다. 이토록 중요한 신호전달물질은 지속적으로 생산, 보충되어야 한다.

혈액을 구성하는 성분인 헤모글로빈의 중요한 요소 철분(Fe)은 혈액뿐만 아니라, 체액 등의 미네랄 요소로서 이온화되어 신호 전달에도 중요한 기능을 하고 있다.

이러한 철분을 배출하지 않는다면, 몸속에 계속 축적되어 우리는 결국 철 덩어리가 되지 않을까? 그래서 우리 몸에 가득 채워져 있는 신호전달물질은 흐르는 물처럼 우리 몸을 순환하며, 새로운 것을 만들고 헌 것을 배출한다. 이 과정을 신진대사로 정의하는데, 적합한 신진대사를 위해서는 적절한 신호와 신호전달반응, 신호전달물질의 보급이 필요하다.

더불어 신호 전달이 잘 되려면 온도, pH, 감수성 등의 환경적 요인이 매우 중요한데, 이 또한 영양 균형을 통한 건강한 몸이 필수적이다.

우리 몸을 적절하게 순환시키는 신호전달 관련 물질을 망라하여, '자극 조절소'로 정의하려고 한다. 우리에게 익히 알려진 호르몬이나 신경전달 물질, 그리고 세포 분비 물질뿐만 아니라 아직 밝혀지지 않은 수많은 체내 신호 전달 물질이 있다. 더불어 최근에는 파이토케미컬 등 다양한 외부 영양소의 역할론이 대두되면서, 이를 하나로 통합한 개념 자극 조절소로 정의된다.

즉, 신호 전달 물질 및 수용체 감수성, 환경의 정상화를 돕는 물질이 '자극 조절소'이며, 이는 앞서 말한 5대 조절소(비타민, 미네랄, 식이섬유, 파이토케미컬, 물)를 다 포함하는 개념이다.

 ## 다이어트와 관련된 7가지 신호 전달 물질

지금부터는 다이어트와 관련된 다양한 신호전달물질을 정리하려고 한다. 7가지 호르몬과 신경전달물질이 다이어트와 어떤 연관이 있는지 알아보자.

다이어트 시 나오는 신호 전달 물질 7가지는 신경 전달 물질인 세로토닌과 도파민, 호르몬인 인슐린, 코티졸, 렙틴, 그렐린, 아디포넥틴이다.

우선 세로토닌과 도파민은 신경 전달 물질로, 뇌에 작용한다.

약물 등에 중독되어가는 과정 중 보상원리를 설명할 때 나오는 '도파민'은 동기부여, 감정 조절, 운동 등에 관여하는 신경 전달 물질로, 기쁨을 느끼게 한다. 이는 음식을 섭취하는 과정에서도 작용하는데, 더 높은 수준의 기쁨을 얻고 싶은 욕구를 발생시켜, 과식과 폭식이 유발될 수 있

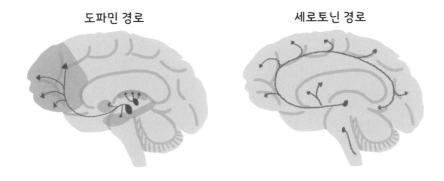

도파민 경로　　　　**세로토닌 경로**

다. 이러한 도파민의 폭주를 막는 것이 세로토닌이다.

'세로토닌'은 안정감
과 행복을 주는 신경전
달물질로, 식사 후 포만
감을 제공함으로써 식욕
이 제어되어, '폭식 예방

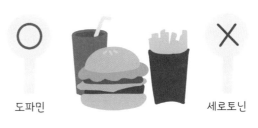

도파민　　　　　　세로토닌

물질'이라고 할 수 있다. 이러한 세로토닌을 증가시키기 위해서는 스트
레스 조절과 체지방 감량이 필요하다. 안정되고 건강한 상태를 만드는
호르몬의 정상적인 작용이 필요하기 때문이다.

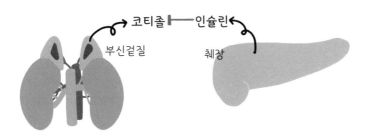

코티솔　　인슐린
부신겉질　　　　쉐장

우선 스트레스를 받게 될 경우, 이에 대응하기 위해 부신 피질이라는 곳에서 항스트레스 호르몬 '코티졸'이 나온다. 이 호르몬은 내외부의 위협 상황에 대처하기 위해 교감신경을 자극하여 몸 내부의 긴장감을 높여준다. 뇌와 근육 등의 혈액을 통해 영양분과 에너지를 보내고, 그 기능을 최대화시킨다. 반대로 소화기관이나 비뇨 생식계 등의 기능은 최소화시킨다. 추가적으로, 몸의 에너지를 스트레스 회피에 집중하므로 방어기능이 약해져 염증에 취약해진다. 하지만 스트레스가 끝날 경우 교감신경의 작용은 자연스럽게 줄어든다.

문제는 스트레스로 인한 교감신경이 지속적으로 작용할 경우이다. 이때는 자율신경의 균형이 깨지게 된다. 자율신경은 교감신경과 부교감신경으로 구성된 인체의 중앙통제센터인데, 이 균형이 깨지면 식욕 조절이 되지 않는다. 그래서 짜증이 나거나, 스트레스를 받으면 무언가 먹고 싶어지는 충동을 자주 느끼는 것이다.

코티졸의 폭주를 막아주는 것이 인슐린이다. 단당류가 포함된 음식을 섭취할 경우, 오르는 혈당을 낮추기 위해 췌장에서 분비되는 호르몬이다. 혈당을 낮출 뿐 아니라 근육 및 단백질 합성에도 관여하며, 코티졸의 분비도 억제한다. 이는 순간적인 식욕을 낮추는 데 도움을 준다.

세로토닌의 증가를 위해 체지방의 감량이 필요한 이유는, 식욕과 지방분해에 관련된 호르몬 렙틴과 그렐린, 그리고 아디포넥틴 때문이다.

'렙틴'은 지방세포에서 분비되는 식욕조절 호르몬이다. 원래의 기능은 식욕 억제지만 지방세포가 너무 늘어나고, 스트레스로 인한 내부 자율신경의 균형이 깨지면 예민도도 떨어지게 된다. 렙틴과 함께 위장에서 분

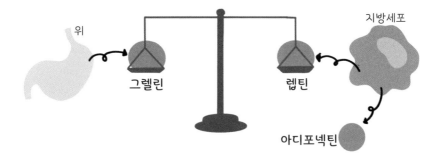

비되는 식욕 촉진 호르몬 '그렐린'과의 기능적 불균형이 생겨 식욕 조절 기능이 망가진다. 그래서 렙틴의 예민성은 식욕조절 기능과 매우 연관 깊다고 할 수 있다.

　마지막으로 '아디포넥틴'은 지방분해 호르몬으로 불린다. 지방조직에 만들어지는 호르몬으로, 장기적인 단식을 하거나 굶주린 상태가 지속되면 비축되어 있던 중성지방의 양이 줄어드는데, 이 신호를 받아 지방조직에서의 생성과 분비가 촉진된다. 분비된 아디포넥틴은 지방의 합성을 억제하고, 연소를 촉진한다. 하지만 체지방이 쌓인 상태에서는 이러한 작용이 정상적으로 작동하지 못한다. 결국 다이어트를 통해 아디포넥틴의 기능이 활발해지는 것이 매우 중요하다.

　앞선 내용을 요약하면, 음식을 먹을 때 느껴지는 쾌감을 멈출 수 없게 하는 도파민과 그를 안정감으로 억제하는 세로토닌, 스트레스 상황에서 식욕 조절 기능이 깨지게 하는 코티솔과 이를 억제하는 인슐린, 식욕조절에 관여하는 렙틴과 그렐린, 마지막으로 지방 분해를 돕는 아디포넥틴까지, 다이어트와 관련된 7가지 신호 전달 물질을 알아보았다. 이는 이 책 전반에서 자주 나오는 것들이기에 기억해 놓으면 좋다.

'외적인 힘'과 '내적인 힘'

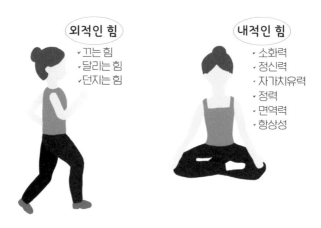

힘의 정의는 '어떤 일을 해낼 수 있는 능력'을 의미한다. 인체에 대입한다면, 어떠한 힘이 작용하여 물리적 움직임, 또는 체내의 신진대사를 정상적으로 작동시키는 능력으로 정의할 수 있을 것이다. 이러한 힘은 위치에 따라 외적인 힘과 내적인 힘으로 나눌 수 있다.

'외적인 힘'의 경우, 앞서 말한 힘의 일반적 정의와 가장 유사한 힘을 의미한다. 우리가 흔히 물리적으로 무언가를 끌고, 달리고, 던지는 행위를 할 때의 힘을 말한다. 이러한 힘의 특징은 의지에 따라 사용 가능하며, 노력을 통해 키울 수 있다는 것이다.

그렇다면 '내적인 힘'은 무엇일까?

'내적인 힘'은 우리 몸 안에 들어 있는 모든 힘을 말한다. 이것에 대해서는 많이 연구하고 알려진 바가 없지만, 몸을 유지하기 위하여 스스로 작동하고, 나의 의지와 상관없이 자체적으로 만들어지고 쓰이는 힘을 총체적으로 뜻한다.

내적인 힘에는 소화력, 정력, 정신력, 면역력, 자가 치유력, 체내의 모든 항상성을 유지하는 힘 등이 있을 것이다. 힘과 다르게 내 의지대로 쓸 수 있는 힘이 아니다. 과식 후 스스로 소화력을 쓰겠다고 해서 소화가 더 잘되지 않는 것처럼, 쉽게 키울 수 있는 힘도 아니다. 일부 내부의 힘을 증진 시킬 수 있지만, 일반적으로 개인이 가진 기본적인 역량(유전적 영향)을 완전히 초월하기는 어렵다.

내적인 힘은 사실 외적인 힘보다 훨씬 중요하다. 생존에 꼭 필요한 힘이기 때문이다. 자가 치유력, 면역력이 없다면 우리는 건강한 몸을 유지하기 어렵다. 내적인 힘 중 한 종류의 힘을 70 정도 쓴다면, 자연스레 30을 나누어 쓸 나머지 힘이 줄어든다는 말이다.

소화력을 많이 쓰게 되면 면역력, 자가 치유력 등 다른 내적인 힘이 그만큼 줄어든다는 것이다.

한의학에서도 '정'이라는 개념이 있는데, 이는 생명의 근원이 되는 물질로 이해하면 된다. 혈과 기의 기능이 뒤섞인 복잡한 개념이며, 생명을 유지하는 데 꼭 필요한 기본 물질이라고 생각하면 좋다. 우리가 흔히 아는 정력으로 이해해도 좋다. 신정의 고갈은 노화를 촉진한다. 즉, 정력을 너무 많이 쓰게 되면 오래 못 산다는 뜻이다.

적의 힘 중 가장 많은 부분을 차지하는 것은 무엇일까? 아마도 소화력일 것이다.

앞서도 소화의 의미 확장을 이야기했지만, 다시 강조하면 소화는 음식(외적 환경)에 함유된 영양분, 물 및 염류(미네랄)를 온몸(내적 환경)으로 이동시키는 과정이다.

흡수된 영양분은 에너지를 ATP라는 형태로 저장하며, 세포의 능동수송, 수축, 합성 및 분비와 같은 에너지 의존적인 활동을 한다. 뿐만 아니라 조직과 기관들이 적절한 기능을 할 수 있도록 도와주며, 서로 연계되어 정상적인 신진대사를 하는 데 활용할 수 있도록 한다.

이러한 영양분은 건물을 지을 때 쓰이는 벽돌처럼, 음식에 존재하는 유기분자를 체내의 세포에 유용하도록 자동으로 만들지는 않는다.

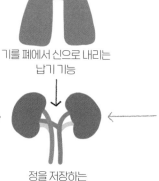

기를 폐에서 신으로 내리는
납기 기능

정을 저장하는
장정 기능

물의 대사를 조절하는
주수 기능

소화기관에서 우선 소화되거나 생화학적으로 분해되어 작고 간단한 분자로 전환된 뒤, 순환계로 흡수되어 세포로 분포된다. 영양분은 섭취, 소화, 흡수, 분포 및 사용, 배설까지의 모든 과정을 거친다. 입에서 항문까지 나오는 전 과정에서 활용되는 수많은 소화 효소, 대사 효소 등을 만들고 소화기관들이 제 위치에 고정되어 각자의 역할을 할 수 있게 하는 것까지도 소화라고 정의할 수 있다.

즉, 이 과정을 통해 내 몸의 전반적인 기능을 정상적으로 운영해주는 힘이 모두 소화력인 것이다.

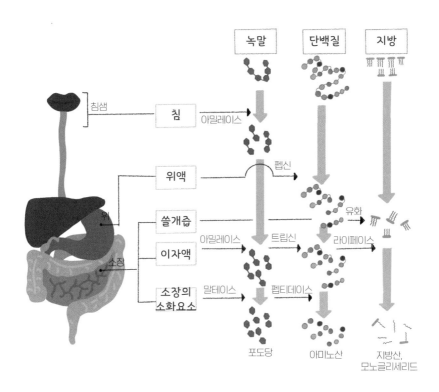

소화는 현대의학, 한의학적 등 어떤 관점으로 보아도 매우 복잡하고 다양한 과정이 복합되어 있다.

그렇기에 내적의 힘 중 가장 많은 에너지는 소화에 사용되는 에너지로 유추할 수 있다.

이 유추는 단식 이후 다양한 불치 및 난치 질환의 회복을 통해 이해할 수 있다. 단식으로 인해 내부에서 사용하는 소화력을 최소한으로 하고, 다른 힘의 비율이 높아지면서 면역력과 자가 치유력 등이 그 역할을 더한 것이다.

앞서 말한 불치 및 난치 질환은 현대의학이 아닌 한의학과 민간요법을 통해 치료되는 경우가 많다. 그렇기에 이러한 관점은 단순히 비과학으로 치부할 수는 없다. 일반적으로 한의학은 동양철학을 기반으로 하고 있으며, 민간요법의 대부분은 한의학의 뿌리를 가지고 있다. 그러므로 내적인 힘을 바라보는 관점과 회복의 관점은 한의학의 원리로 이해하는 것이 좋다.

민간요법을 포함한 한의학은 '증후학'이라고도 한다. 증후는 증세를 의미하므로, 여러 가지 방법을 통해 몸 상태를 파악하는 방법을 증후학이라고 하는 것이다. 환자의 상태를 면밀히 관찰하며 내적인 힘을 최대한 정상화, 극대화시키는 것에 치료의 중점을 둔다.

이는 오랜 기간의 관찰로 축적되어온 훌륭한 임상 정보이다. 아주 날카롭게 타깃을 교정하는 현대의학과 결은 다르지만, 질병의 회복이나 치료의 과정에서 분명히 도움되는 결과를 보여주고 있다.

내적인 힘을 조절하고 회복하는 인식은 임상적으로 충분히 가치 있는 것이다. 우리가 단식 치유를 보는 관점도 이와 같다. 소화력이라는 큰 힘이 최소화되면, 나머지 내적인 힘들이 새롭게 분배되면서 치유력을 극대화하는 것이다. 추가적으로 다양한 조절소의 섭취는 이러한 힘의 재배치를 효율적으로 도와, 정상적인 신진대사를 작동할 수 있게 한다.

새로운 관점으로 익힌 '내적인 힘'의 이해는 다이어트뿐만 아니라, 나의 몸을 정확하게 이해하는 데도 도움될 것이다.

영양분과
산소

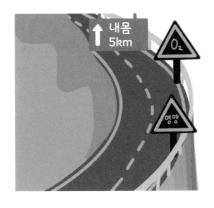

몸 안의 가장 위험한 물질은 무엇일까? 바로 영양분과 산소이다. 의아할 것이다. 생존하기 위해서는 반드시 영양분, 산소가 있어야 하는데 말이다. 실제로 이 영양분과 산소가 있어야 적절한 세포호흡이 가능하고, 에너지가 생성되어 정상적인 신진대사가 이루어진다.

재료가 되는 열량소는 다양한 과정을 통해 체내 에너지 생산 대사에 들어가는데, 이때 충분한 산소와 함께 ATP라는 에너지 화폐를 만들어 저장한다.

열량소는 산소와 세포 속에서 결합하여 우리 몸을 정상적으로 운영할 에너지를 만들고, 부산물로 만들어진 이산화탄소와 수분, 노폐물을 호흡, 소변, 땀 등의 형태로 배출한다.

그런데 왜 위험한 물질일까?

염증과
활성산소

지나치게 많은 영양 섭취는 더 많은 부산물과 노폐물을 만들고, 여분은 체지방으로 바뀐다. 잉여의 영양이 변화된 체지방은 내부의 다양한 염증을 유발하는 물질을 만든다. 이 상태가 지속되면 우리 몸은 만성 염증 상태가 된다. 더불어 많은 영양소를 처리하는 과정에서 생성되는 활성산소는, 몸에서 감당할 수 없는 양이 되면 세포들을 자극, 노화시켜 파괴한다. 노화와 질병의 원흉이며, 최대의 적으로 지목되는 염증과 활성산소가 모두 영양분과 산소에 의해 만들어지는 것이다.

다시 말하면, 몸속으로 들어오는 음식과 산소는 생존을 위한 에너지를 만드는 데 꼭 필요한 물질이지만 지나치게 많은 양이 들어오면, 노화와 질병을 일으키는 최고의 적으로 변한다. '넘치는 것이 모자람보다 못하다'라는 옛말이 정말 어울리는 비유라고 하겠다.

어찌 보면 건강하게 사는 방법은 아주 쉬울 수 있다. 적절한 양을 먹는 것, 조금 아쉽게 먹는 것은 다이어트가 목적이 아니더라도 건강한 삶을 사는 데 필요한 지혜다.

과도한 활성산소는 우리 몸의 배기가스

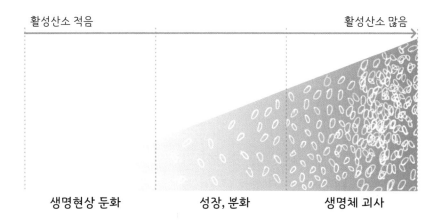

활성산소 적음   활성산소 많음

생명현상 둔화   성장, 분화   생명체 괴사

우리가 아는 산소는 생명을 유지하는 데 없어서는 안 되는, 정말 중요한 물질이다. 맞는 얘기다. 산소 없이는 수 분을 버티기도 어렵다. 영양분과 산소가 만나 대사과정을 거쳐 에너지를 얻고, 그 에너지로 생명을 유지하기 때문이다.

이 대사과정을 '산소를 통해 영양분을 태운다(연소)'라고 표현하기도 한다. 이렇게 보면, 에너지를 만들기 위해 생명을 태우는 물질로도 해석할 수 있다. 숯을 때울 때 산소가 필요한 것처럼 말이다.

숯을 생명으로 비유한다면, 숯 한 다발을 태우는 방법으로 순식간에 많은 산소를 공급하여 한꺼번에 태워버리는 것, 또는 적은 산소를 공급하여 천천히 오랫동안 태우는 것 중 선택할 수 있다.

숯 태우는 정도를 조절하는 산소는 우리의 생명을 유지하는 데 없어서는 안 될 생명의 물질이면서, 죽음의 물질이기도 하다. 지나치게 많은 산소의 연소 과정(단계적 환원)을 통해 부산물로 생성되는 활성산소는 모든 물질을 부식, 부패시키며 또 산화시켜버리는 물질이기 때문이다.

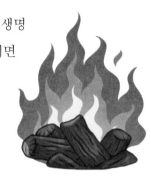

세포 안의 에너지 생성 공장 미토콘드리아에서는 부산물로 활성산소가 만들어진다. 적절한 양의 활성 산소는 세포 간의 신호 전달 기능과 세균을 직접적으로 죽이는 면역 작용, 호르몬 분비 및 근육의 재생 촉진 등 좋은 기능을 한다. 그리고 몸이 감당할 정도의 활성산소는 '슈퍼옥사이드 디스뮤타아제Superoxide dismutase(이하 SOD)'를 비롯한 여러 가지 항산화 네트워크가 작동하여 제거한다. SOD와 같은 항산화 효소는 간, 심장, 뇌, 소화기관, 혈액 등에 많이 분포하여 활성산소로부터 보호한다.

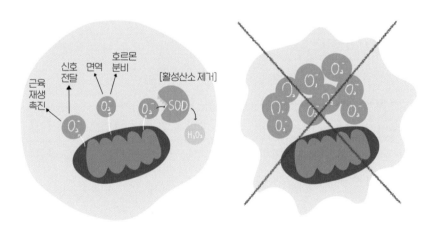

다이어트 전 우리가 알아야 할 것

하지만 항산화 효소가 막아내기에 과도한 활성산소가 생성되거나 항산화 효소 생성이 부족해지면, 세포는 노화(산화)되어 죽게 된다. 이러한 세포 노화는 주변 세포에도 영향을 미쳐서 염증을 유발하는 세포로 변하거나, 암세포가 되는 등 질병을 유발할 수 있다.

한 번에 타버린 숯처럼, 제거되지 못한 활성산소는 세포 내의 단백질, 지질, 핵산 등 주요한 요소를 산화시켜 세포를 노화시킨다. 더불어 세포 사멸을 촉진하여 암, 대사성 질환, 치매 등을 유발하며 인체 자체의 면역력이나 자가 치유능력Self-healing system의 제대로 된 작동을 막는다. 즉, 활성산소는 인체를 녹슬게 하는 배기가스인 셈이다.

이러한 활성산소를 제거하는 가장 좋은 방법은 지나친 영양분 섭취와 스트레스를 줄이는 것이다. 흡연, 과식, 자외선에 의한 것도 있고, 우리가 생각하는 골치 아픈 스트레스도 포함된다. 활성산소를 줄이는 것에도 우리는 덜 먹어야 하며, 스트레스도 줄여야 한다. 이것은 '다이어트 원리'와도 일맥상통한다.

일반적으로 지나친 운동도 활성산소를 증가시키는 주요 원인이지만, 현재 다이어트를 생각하는 사람의 경우 운동을 지속해야 하기에 논외로 둔다.

항산화 작용을 하는 물질들: 비타민, 미네랄, 파이토케미컬

활성산소가 세포를 공격하기 전에 이미 발생한 활성산소를 제거하거나, 활성산소의 발생을 막아주는 물질을 '항산화 물질(항산화제)'이라고 부른다. 항산화 효소가 부족할 때, 음식이나 보충제로 항산화 물질을 채워주는 것이 필요하다.

대표적으로 비타민, 미네랄, 파이토케미컬이 항산화 작용을 한다. 비타민의 경우 아스코르브산(비타민C), 토코페롤(비타민E)이 대표적이며, 미네랄의 경우 구리, 아연, 망간, 셀레늄 등이 항산화 작용을 갖는다.

추가적으로 최근, 다양한 종류의 파이토케미컬이 가진 항산화 작용 연구가 많이 이루어지고 있다. 베타카로틴, 라이코펜, 루테인, 안토시아닌, 카테킨, 레스베라트롤, 제니스테인, 다이드제인 등 다 열거하지 못할 만큼 많은 물질들의 강력한 항산화 작용이 주목받고 있다.

꾸준한 항산화 물질 복용은 체내의 지속적인 항산화 작용을 도와주어, 건강에도 도움이 된다. 이외에도 혈액 건강, 면역력 증가, 노화방지, 염증 치유 효과, 항바이러스, 항세균 등 미생물 차단, 방지 효과가 있으며, 호르몬 균형(에스트로겐이나 인슐린과 같은 호르몬을 조절)에도 도움을 준다. 특히 암세포의 성장 속도도 늦춰 항암효과에 도움을 주는 연구 결과도 나오고 있다.

비만은 만성 염증 상태

살이 찌면 자연스레 지방세포의 수가 늘고, 크기는 커진다. 흔히 비만이 되면 염증이 많이 생기고, 이로 인한 질병이 발생한다. 늘어나고 커진

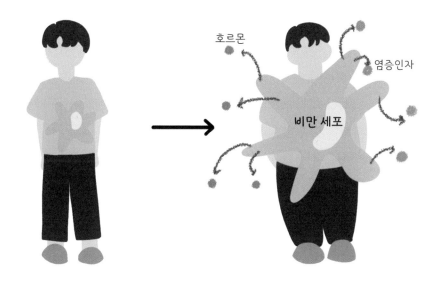

호르몬

염증인자

비만 세포

지방세포에서 많은 염증 인자가 분비되기 때문이다.

 그리스 시대에는 염증을 '붉게 부어서 열이 나는 상태'라고 지칭하였고, 로마 시대에는 여기에 '통증이 가해지는 상태'를 말했다. 정의는 조금씩 변했지만, 최근까지도 단순히 세균 감염에 의한 결과로 보는 경우가 많다. 그러나 염증은 어떤 자극에 대한 생체조직 방어 반응 중 하나다. 이 반응이 지속되면 세포를 망가뜨리면서 많은 질병이 발생한다.

 염증은 염증 유발 물질로 불리는 사이토카인에 의해 촉진되는데, 비만은 사이토카인 생산의 이상으로 과도한 면역 증상을 유발하게 된다. 더불어 염증 유발 물질의 증가, 염증 신호 전달계의 활성화 등으로 쉽게 만성 염증 상태를 만든다.

 지방세포는 사이토카인뿐만 아니라 다양한 호르몬을 분비하는데, 이

들도 염증 및 인슐린 저항성에 중요한 역할을 한다.

아디포넥틴은 인슐린 감수성을 개선시키고, 비만이나 당뇨병 개선에 도움을 주며, 혈관 내피에서 백혈구 세포들의 응집을 억제해 염증 반응을 줄여준다. 하지만 체지방이 증가한 비만 상태에서는 호르몬의 양이 감소하여 당뇨 악화와 염증 반응의 촉진이 생긴다.

그리고 렙틴은 식욕을 억제하는 호르몬이 있다. 이 호르몬은 지방량에 비례하여 분비량이 증가하지만, 비만할 경우 수용체에 대한 렙틴 감수성이 떨어지면서 효과도 떨어지고, 오히려 호르몬 교란을 일으켜 이상 폭식 증상을 유발한다.

그래서 비만은 당뇨병, 동맥경화의 주요 이유이며 인슐린저항성, 고혈압, 지질대사 이상 같은 대사증후군의 빈도도 매우 높다. 더불어 비만 환자 중에는 여러 가지 암 발생률 또한 증가한 사례가 많았다는 연구 결과가 있다. 결국, 모든 질환은 지방세포의 크기와 개수 증가로 인해 늘어난 염증 유발 물질이 만들어낸 결과이다.

항염증 작용을 하는 물질: 파이토케미컬

과거부터 약으로 사용되는 식물은 동서양을 막론하고 많이 활용되었다. 동양에서는 본초라고 부르며, 이를 바탕으로 동양의학이 발전되었다. 서양에서는 허브Herb라는 개념으로 약 또는 향신료를 같이 지칭하고, 뉴질랜드를 주축으로 현대의학의 대체보완의학 개념인 녹색의학으로 발전했다. 현재까지도 식물로부터 다양한 약들의 기초 물질이 추출되는 경우가 많다.

항염증 작용을 하는 물질의 발견도 본초와 허브라는 개념으로 시작되었다. 대표적인 것이 아스피린의 성분이 되는 버드나무껍질이다. 강황, 생강, 마늘 등에도 항염증의 특이적인 식물성 화학물질 즉, 파이토케미컬이 많이 들어 있다.

이러한 파이토케미컬은 산화 스트레스, 대사성 스트레스, 염증 스트레스 등을 개선하는 작용을 갖는다. 앞서 나온 항산화 작용뿐만 아니라, 지방세포, 전신의 대식세포에서 분비되는 염증 유발 물질 사이토카인 양을 조절함으로써 체내의 만성 염증 상태를 개선시킨다. 이러한 만성 염증 상태의 개선은 인체의 면역력을 정상으로 만들어 자연 치유력을 높인다.

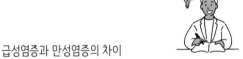

급성염증과 만성염증의 차이

	급성염증	만성염증
원인	세균, 바이러스, 외상	스트레스
범위	세균이 침투한 특정 부위	온몸
증상	열, 통증, 부종	없음
지속성	3~4주 (단기)	수년~수십년 (장기)

다이어트 광고 중 자주 나오는 장면이 있다. 지방 덩어리를 두 개의 비커에 넣는데, 한 비커에는 특정 제품을 넣고, 다른 비커에는 아무것도 넣지 않는다. 시간이 조금 지나면, 제품이 들어간 비커가 흐물흐물 녹고, 쇼호스트는 감탄하며 제품의 지방 분해 기능성을 강조한다.

아마 본 적 있을 것이다. 그리고 우리는 '내 몸 안의 지방도 저렇게 스르륵 녹아서 없어지겠다!'고 생각한다. 이는 완전히 잘못된 생각이다. 무엇이 잘못되었는지, 살이 빠지는 과정을 통해 이해해보자.

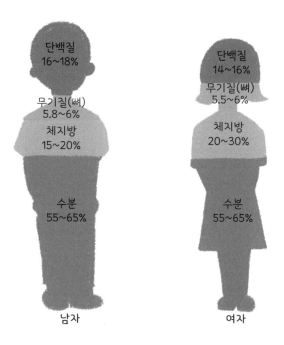

다이어트 전 우리가 알아야 할 것

우선 체중이 무엇으로 이루어졌는지 알아야 한다. 체중의 60~70%는 물이다. 이 물은 세포의 안과 밖인 세포내액과 세포외액으로 구분하는데, 각각 몸 전체 수분의 3분의 2, 3분의 1을 차지한다.

그리고 우리 몸을 구성하는 기본 성분, 단백질이 있다. 단백질은 피부, 내장, 근육, 머리카락, 손톱뿐만 아니라 혈액 속의 백혈구, 적혈구, 그리고 다양한 효소들의 주성분이다. 우리 몸은 간단히 설명하면, '단백질로 만든 스펀지에 물이 흠뻑 묻어있는 상태'라고 할 수 있다.

다음은 우리의 적이라고 할 수 있는 체지방이다. 체지방은 일반적으로 지방세포 안에 저장된 중성지방이라는 기름방울 형태로 존재한다. 지방은 우리 몸속 신경세포의 수초를 이루는 주요 성분이고, 콜레스테롤이나 성호르몬의 스테로이드 호르몬 등, 신호 전달 물질로도 사용된다. 기름 덩어리로 보이는 체지방 세포는 그램당 에너지를 가장 많이 내는 에너지 저장고이며, 여러 호르몬(아디포넥틴, 렙틴 등)을 분비하는 내분비기관이기도 하다.

나머지는 글리코겐과 무기질이다. 글리코겐은 몸에 저장된 복합 탄수화물이다. 가장 빠르게 에너지로 쓰일 수 있는 형태 ATP에 이어 에너지원으로 사용되며, 간과 근육에 저장되어 있다. 살이 빠질 때 가장 먼저 소진되어, 체중 감량으로 오해하게 한다. 마지막으로 뼈 등을 이루는 무기질은 일반적으로 체중의 5% 이내를 차지한다.

이렇게 체중은 지방으로만 이루어진 것이 아니라는 것을 알 수 있다. 그렇다면 살이 빠지는 과정은 어떻게 구분할까?

살이 빠지는 과정은 크게 세 가지로 구분된다.

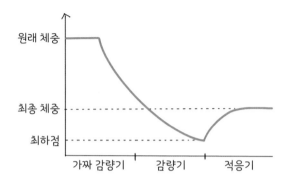

세 가지는 크게 가짜 감량기, 감량기, 적응기이며, 가짜 감량기에 우리는 큰 체중 변동을 느낀다. 이때 일반적으로 근육과 간에 있는 글리코겐(에너지원)과 물이 빠진다. 초기 단식 과정에서 눈에 띄게 빠지는 체중은 다 글리코겐과 물인 것이다. 오히려 초기 단식 스트레스로 분비된 코티졸 호르몬으로 인해 면역력이 떨어지고, 혈액이 끈적거려 몸 구석구석 부종을 만드는 경우도 있다.

이후는 일반적으로 2~4주가 지난 후부터의 감량을 진짜 체지방의 감량으로 보는 '감량기'이다. 이때부터 덜 먹고, 더 움직이는 다이어트 원칙이 지켜질 경우 본격적으로 체지방을 분해하고, 이를 에너지원으로 삼으며 진짜 체중이 줄어든다.

그리고 목표 체중에 접근할 때 가장 중요한 것은 적절한 유지와 관리로 바뀐 체중을 내 몸에 완전히 적응시키는 것이다. 이때를 '적응기'라고 말한다. 중요한 것은, '이 적응기를 어떻게 유지할 것인가'이다. 덜 먹고 더 움직이는 것을 지속해야만 바뀐 체중을 유지할 수 있다.

우리가 앞서 보았던, 스르륵 녹는 지방 덩어리는 살이 빠지는 원리를 전혀 이해하지 못한 자극적인 광고일 뿐이다. 체중을 감량하는 시기를 정확하게 인식해야 한다. 어떠한 제품, 또는 방법으로 순간적인 체중 감량을 한다는 광고에 현혹되어서는 안 된다. 우리 몸은 정직하다.

다양한 비만 치료제와 다이어트 보조제에 대한 내용은 부록에 따로 정리하였다.

 ## 다이어트 중 더 배가 고픈 이유들

다이어트를 해야 하는데, 우리의 머릿속은 DNA에 저장된 생존을 위한 욕구 때문에 먹고자 하는 생각으로 가득하다. 더불어 뇌에서는 적극적인 에너지 절약 본능이 작동되면서 에너지 사용을 줄인다. 또, 식욕을 자극하는 여러 가지 생활습관들이 욕구와 본능을 부추기고 있다. 그렇다면 어떠한 것들이 있는지 알아보자.

잠과 휴식

2016년 미국 심장 협회가 발표한 보고서에 따르면, 수면 부족은 식욕에 관한 호르몬 체계를 망가뜨린다. 포만감을 제공해 식욕을 억제하는 렙틴은 감소하고, 공복감을 느끼게 하는 그렐린의 분비는 증가한다. 적은 수면과 휴식은 근육과 체지방들의 재배치 및 면역

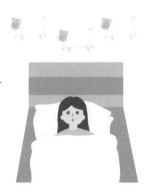

력 회복 등, 몸을 정상화시키고 회복하는 데 매우 중요하다. 체중을 줄이는 다이어트 중 하나로, 적어도 7시간 이상 숙면을 취할 것을 추천한다.

지루함

'심심풀이 땅콩'이라는 말이 있다. 우리 는 지루한 상황에 무언가를 섭취하려고 한다. 지루함을 극복하기 위해 저작 행위(씹 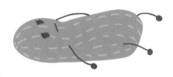 는 행위)를 하는 것이다. 일뿐만 아니라 다양한 취미 등을 통해 하루하루 를 활력 있고 즐겁게 살아간다면 이 같은 지루함을 느낄 시간은 없다.

혼자보다 같이, 운동이나 식습관에 대한 생각 등 다양한 것을 교류하며 즐겁게 하는 다이어트를 계획하는 것이 중요하다.

먹방

앞서 말한 새로운 문화 콘텐츠 중 하나인 '먹방 (먹는 모습을 보여주는 방송)' 시청은 식욕을 촉 진하는 효과를 가져온다. 2016년 '두뇌 와 인식' 저널에 실린 논문은 '먹방'이 배 고픔을 유발한다고 밝혔다. 더불어 자 극적이고 선정적으로 많은 양을 먹는 모 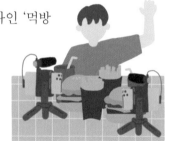 습을 통해 인간의 말초적인 감각을 자극한다 하여, '음식 포르노'라고 말 하기도 한다.

'먹방'은 다이어트에 크게 도움되지 않는다. 오히려 비만한 사람의 두 뇌는 배가 고프지 않을 때조차 음식 사진에 강력하게 반응한다는 연구도 있다. 그렇기에 '먹방'은 다이어트 중 피하는 것이 현명한 방법이다.

카페인

우리나라의 커피 소비량은 2018년 기준 1인당 연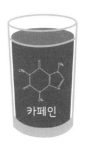
간 353잔 수준으로, 세계 평균소비량을 크게 상회한다.
육체적·정신적 피로가 많은 우리나라 사람들이 자주 찾
는 피로회복제들도 대부분 고카페인이 함유되어 있다.
그뿐 아니라, 약간의 피곤함과 몸살 기운으로 찾는 액상
종합감기약도 매우 높은 카페인을 함유하고 있다.

약의 경우 카페인을 함유하여 약의 흡수율을 높이고, 각성 효과로 빠
르게 회복된다는 장점은 있지만, 우리나라의 카페인 섭취량은 과다 복용
을 나타낸다.

카페인은 체내에서 완전히 분해되는 데 9시간 이상 걸리며, 이 시간
동안 계속해서 각성 효과를 나타낸다. 그러므로 다이어트 중 적절한 지
침과 피로감에는 도움을 줄 수 있지만, 소화촉진 작용과 교감신경 자극
의 지속으로 오히려 공복감과 예민함이 더 커질 수 있다. 다이어트 중에
는 적절하게 조절해야 하며, 특히나 설탕과 유지방이 있는 믹스커피보다
원두커피를 더 권한다.

탄산음료 속 과당과 탄산

2013년 예일대학교 연구에 의하면, 탄산음료는 포만감을 낮춘다고
한다. 포도당의 경우 음식이 들어가면 우리 뇌는 충분히 먹었다는 신호
를 전달해, 포만감을 느끼도록 렙틴을 분비한다. 하지만 탄산음료 속 액

상과당은 포도당과 달리, 인슐린 분비 능력이 떨어져 포만감과 식욕 억제 등의 조절 능력이 체계를 교란시킨다. 배가 불러도 공복감과 식욕을 느끼는 상태가 되는 것이다.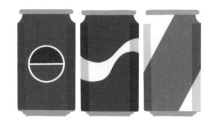

다음은 탄산이다. 특유의 청량감 때문에 탄산을 소화제처럼 먹는 사람도 많다. 액상 소화제 중에도 '까스'라는 이름이 붙어 탄산이 포함된 약이 있다. 이러한 제품은 위벽을 자극시켜 위산 분비와 소화를 촉진한다. 소화 이후에는 공복감을 촉진하여, 단식 및 소식 다이어트 유지에 도움을 주지 못한다. 더불어 위장이 약한 사람에게는 위경련이나 위염을 일으키는 원인이 되기도 한다. 소화가 더딘 느낌은 빠르게 먹는 식습관에서 유발된다. 그러므로 천천히 먹고, 탄산 섭취를 줄여야 한다. 이는 소화에도 좋을 뿐 아니라, 앞서 말한 렙틴 작용 시작 시간을 기다릴 수 있어, 포만감도 빨리 느낄 수 있다.

술

술은 칼로리가 기본적으로 높은 식품이다. 소주 1잔(50ml)은 71kcal, 생맥주 1잔(475ml)은 176kcal, 보드카 1잔(50ml)은 120kcal, 막걸리 1잔(200ml)은 92kcal에 달한다. 이처럼 고칼로리 알코올은 여분의 칼로리를 지방 조직에 저장하고, 지방 연소를 억제하며 인슐린 저항성을 높여 체지방을 증가시킨다. 그러므로 술은 다이어트를 하는 과정에서 반드시 줄여야 한다.

앞서 나온 여러 가지 이유들을, 우리는 모두 알고 있다. 더불어 그것이 의지적인 부분이거나 생활습관이 되어버려서 어쩔 수 없다는 생각을 한다. 그래서 우리는 수많은 다이어트에 실패했다. 몸의 변화는 오랜 시간 수많은 이유와 원인들이 생겨 누적된다. 우리가 잘 알고 있는 이유와 원인들을 다시 확인해보는 시간을 통해, 자극을 받고 생활 습관에 대해 다시금 점검해볼 필요가 있다.

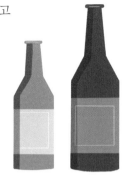

3

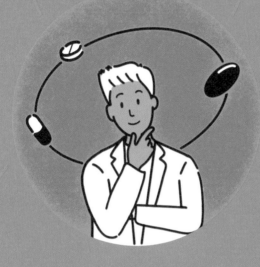

'마지막 다이어트'에
성공하려면

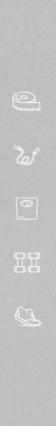

'마지막 다이어트'에
성공하려면

당신이 실패했던 다이어트 경험

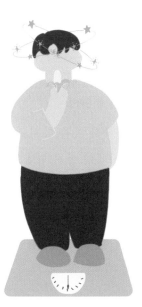

* 적게 먹으려고 수없이 다짐해봤지만, 도
  저히 음식에 대한 통제가 되지 않는다.
  특히 식욕을 억제할 수 없다.
* 식욕은 어느 정도 통제할 수 있는데, 도
  무지 기운이 없어 생활이 불가하여 포기
  했다.
* 힘들게 다이어트를 시도해 어느 정도 체
  중 감량에는 성공했지만, 원하는 부위의
  살은 빠지지 않고 다른 부위의 살(가슴)만
  빠져 다이어트를 포기했다.
* 여러 차례 규칙적인 운동을 통해 다이

어트를 해 보려고 했지만, 힘들게 운동해도 그 노력만큼의 체중감
량이 되지 않아 포기했다.

* 고생해서 몇 킬로 체중 감량을 했지만 금방 요요현상이 왔고, 살 빼
는 스트레스를 반복하는 것이 지겨워서 포기했다.
* 나름대로 다이어트를 열심히 한다고는 하지만 도무지 살이 빠지질
않는다.
* 다이어트만 하면 몸에 이상 증상이 나타나고, 건강에 두려움이 있
어 아예 포기했다.
* 너무 고도 비만이어서 이제는 완전히 포기했다.

이렇게 다양한 사정과 이유로 우리는 다이어트에 실패했다.

인간은 기본적으로 먹을 것을 갈구하고, 열량이 높은 것을 찾기 위해
진화되었다. 과거, 생존을 위한 가장 중요한 욕구가 식욕이었기 때문이
다. 문제는, 현재 우리가 직접 선택한 굶는 행위를 내 몸은 엄청난 생존의
위협으로 인지한다는 것이다. 즉, 우리의 DNA가 우리의 다이어트를 실
패하게 한다.

우리 몸은 아직도 생존에 대한 욕구를 가장 높게 두고 있다. 약간의
허기에도 살기 위해 많은 음식을 먹으려 하며, 외부 스트레스 환경을 벗
어나기 위해서도 음식을 요구하게 진화되었다.

어찌 보면, 여러분의 다이어트가 실패한 이유도 DNA에 저장된 식욕
이라는 강력한 욕구 때문일 뿐, 의지가 부족해서는 아니다. 스스로 자책
할 필요는 없다.

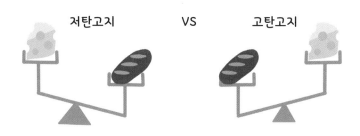

고탄저지
다이어트의 발전

1830년대 그레이엄 목사가 제창한 방법으로, 통밀을 주원료로 한 빵과 채식 위주의 식단이다. 초창기에는 다이어트 때문이라기보다, 종교적인 관점으로 금욕적인 생활방식을 전파하고자 만든 것이었다.

이 방법은 이후 극단적인 채식자들에게 애용되면서 발전한다. 고탄수화물 저지방 다이어트HCLF로 육류를 제한하고, 가공되지 않은 탄수화물 위주로 복용하는 것이다. 그러나 고탄저지 다이어트 방법은 영양 불균형으로 인해 다양한 부작용과 식욕관리 실패를 가져온다.

저탄고지
다이어트의 발전

1863년, 장의사 밴팅이 제창한 육류 위주의 식이요법이다. 효과가 뛰

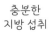

| 탄수화물
제한 | 충분한
지방 섭취 | 인슐린
억제 | 케토시스
유지 | 체지방 축적방지
체지방 감량 |

**신체가 기존의 포도당 대신 체지방을 연소하여 생기는
케톤을 주 에너지원으로 사용하는 상태**

어나, 탄수화물을 끊는 극단적인 다이어트라는 의미의 밴팅Banting이라는 말도 생겼다. 지방의 섭취량이 현저히 높아지며 부산물로 케톤을 형성하게 되는데, 이를 포도당 대신 에너지원으로 활용하는 방법이다. 몸은 자연스럽게 지방을 연소하는 시스템으로 바뀐다.

미국의 내과 의사 로버트 앳킨스 박사가 인슐린과 렙틴, 비만의 연관관계, 지방의 대사 등 다양한 연구와 과학적인 접근을 통해 저탄고지 다이어트 방법을 발전시켰다. 1970년대에는, 박사의 이름을 딴 앳킨스 다이어트Atkins Diet를 만들어 세계적으로 확산되었다.

이후 키토제닉 다이어트, 펠리오 다이어트, 저탄고지LCHF, 당질제한 다이어트 등으로 다양하게 변형되어 현재까지도 케토(키토) 다이어트로 불리며 유행하고 있다. 하지만 이 방법 또한 영양 불균형과 지나친 동물성 지방 섭취로, 오히려 심혈관 질환을 유발할 수 있다는 문제가 끊임없이 제기되고 있다.

앞서 말한 다이어트 방법들의 가장 큰 문제는 극단적인 영양 불균형이다. 하나의 '에너지 영양소'로 치우친 음식 섭취가 지속되면 인체의 다양한 신진대사와 반응들의 원활한 작동이 불가능하다. 결국, 부작용과 지속적인 다이어트 식단 유지 실패로 요요현상을 겪는다.

다양한 다이어트 방법에 대해 앞서 언급했던 3대 에너지 영양소와 '대사조절 영양소'인 5개 조절소의 의미와 역할, 그리고 신진대사를 자극하는 물질의 유익성을 인식하였다면, 잘못된 다이어트 방법임을 알 수 있다.

간헐적 단식,
채우는 것보다 비우는 방법으로

20세기 초반, 단식 등으로 끼니를 줄이는 절식, 소식형 다이어트가 등장했다. 단식원, 1일 1식, 간헐적 단식 등 식사 자체를 조절하는 방식의 체중관리법으로 발전했다.

특히 2013년 3월 18일, SBS 스페셜 '끼니 반란'에서 다룸으로써 국내에서 크게 유명해지며, 매우 유행하는 다이어트 방법 중 하나가 되었다.

이는 당뇨병의 치료 연구 과정에서, 음식으로 공급되는 탄수화물을 줄이면 신체가 반응하여 몸속에 저장된 지방을 에너지원으로 활용하는 키토제닉Ketogenic 상태를 이용한 다이어트 방법이다. 인슐린 민감성을 크

12시간
이상

공복상태   인슐린 분비 저하   체지방 소모

게 개선하면서 세포의 당 활용의 효율성과 지방조직의 감소, 유전자 발현 변화로 인한 수명의 연장, 항산화 효과와 세포 내의 염증 감소 등, 다양한 연구 결과가 나오면서 과학적 근거도 뒷받침되고 있다.

　이 방법의 기본 원칙은 일정 시간 동안 음식을 먹지 않고 공복 상태로 지내는 것이다. 2013년, 처음 간헐적 단식이 유행했던 당시 책『1일 1식』의 저자 '나구모 요시노리' 씨의 방법이 관심을 모았다. 이 책은 국내에서도 베스트셀러가 될 만큼 큰 관심을 받았고, 그와 함께 하루 한 끼 식사가 간헐적 단식 방법인 것으로 인식되었다.

　하지만 간헐적 단식은 하루에 한 끼를 먹는 방법, 16:8법칙(16시간 금식을 유지하고 8시간 식사), 5:2법칙(일주일에 5일 일반 식사, 2일 24시간 금식), 비타민, 무기질이 풍부한 주스로 식사를 대체하는 방법 등 다양하다.

　즉, 1주일 주기로 주 1~2회 이상 16~24시간 동안 굶는 것을 의미한다. 이를 통칭해서 간헐적 단식이라고 한다.

　미국 남캘리포니아 의과대학의 발터 롱고 박사는 동물실험을 통해 단식을 하면 암 발생을 억제할 수 있다는 연구 결과를 발표하면서, 장수와 질병 예방법으로 단식 모방식단Fasting Mimicking Diet(이하 FMD)을 제안했다. 1주일에 2일은 24시간 단식을 하고, 3~5번만 아침이나 저녁을 걸러 일상 속에서 공복감을 유지하는 방법이다.

　이렇게 다양한 간헐적 단식은 앞서 말한, 치우친 영양소의 섭취가 아닌 영양소 섭취 자체를 차단하는 방법이다. 단식을 지속한다면, 영양 불균형을 떠나 정상적인 신진대사를 유지할 수 없게 된다. 굶어 죽을 것이라는 소리다. 여기서 제안하는 방법은 신체에 필요한 에너지를 음식물이 아닌 체내의 단백질과 체지방에서 얻는 것이다. 이들이 분해되면서 몸속에 오래 축적됐던 유해물질과 노폐물이 밖으로 배출되는 등, 디톡스 효과와 지나친 대사활동을 줄여 내부 장기들을 휴식시킴으로써, 자가 치유력의 상승을 도모한다는 개념이다.

다만, 성장기에 있는 소아나 청소년, 그리고 임산부는 풍부한 영양소 섭취가 매우 중요하므로 단식을 피하는 것이 좋다. 이외에 혈당 관리에 주의해야 하는 당뇨병 환자, 대사질환을 앓고 있는 사람, 그리고 다낭성 난소증후군 등 호르몬 불균형이 심한 여성의 경우 증상이 악화될 수 있으니 꼭 전문가와 상담 후 시도해야 한다.

단식은 우리가 가진 내부의 힘 중 가장 많은 부분을 차지하는 소화력의 사용을 줄임으로써, 체내의 회복력을 극대화하는 방법이다. 앞선 방법과 다르게 단식을 기반으로 하는 다이어트 방법은 채우기보다 비우는 방식이다.

정리하자면, 수많은 다이어트 방법과 다이어트 관련 제품들이 매일 쏟아져 나오고 있다. 그런데 그중 우리의 숙원인 다이어트를 해결할 수 있는 뚜렷한 방법이 있는지는 의문이다.

대부분의 다이어트 방법들은 효과가 없거나 더 큰 부작용을 초래한다. 식욕을 줄이지 못하고, 정상적인 신진대사가 이루어질 수 없는 불균형한 영양소 보급으로 지속적인 운동이 불가능하기 때문이다.

결국, 다이어트의 원칙은 덜 먹는 것을 유지하며, 기력을 가지고 운동하는 방법이다.

다이어트의 참된 의미는 단기적 체중 감량에만 있는 것이 아니다. 감량된 체중과 건강을 장기적으로 유지하는 것에 있다.

체중을 줄이는 단기적 다이어트도 의미가 있지만, 체중이 늘어나게 된 현재의 환경, 즉 라이프 스타일(식습관, 수면습관, 삶의 자세 등)의 개선이 근본적인 해결책이라고 할 수 있다.

건강하고 아름다운 몸을 지키고 가꿔나가는 것이 올바른 생활 방법, 태도의 기준이 된다. 먹는 것에 지나치게 의존한다든지, 스트레스에 과민하여 걸핏하면 생활리듬을 잃어버린다든지, 움직이거나 운동을 귀찮아하면 필연적으로 비만에 노출된다.

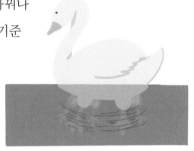

아름다운 호수에 잔잔히 떠 있는 백조를 상상해보자. 보기에는 평화롭지만, 물속을 들여다보면 백조는 잔잔히 떠 있기 위해 정신 없이 물 갈퀴질하고 있다.

본연의 아름다움과 건강함은 그냥 주어지지 않는다. 최선을 다하여, 건강한 생활태도를 일정하게 유지할 때 얻을 수 있다는 것을 다시 한 번 명심하자.

다이어트를 계획하고 있다면, 체중 감량을 하기 이전에 전반에 걸쳐

본인의 라이프 스타일을 검토, 확인해야 한다. 그리고 지금까지 실패했던 다이어트 방법을 철저히 분석하면서, 뒤에서 다룰 '마음 비우기'를 통해 자아실현과 더불어 스스로 돌아보는 시간을 가져야 한다.

다이어트에 대한 우리의 욕심

실생활에서 다이어트를 수행하는 것은 의외로 아주 간단하다. 조금 덜 먹고, 조금 더 움직이고, 규칙적으로 운동하면 살은 빠지게 되어 있다.

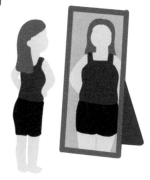

영양학에서는, 1주일에 약 0.9kg 정도의 체중 감량을 최대 권장치로 두고 있다. 의학계에서 일반적으로 정의하는 정상적인 체중 감량은, 6~12개월 동안 평상시 체중과 비교하여 5% 이상 줄어드는 경우이다. 예를 들어 70kg의 성인이 최근 6~12개월 동안 65kg이 되었다면, 의미 있는 체중 감량으로 볼 수 있다.

하지만 일반적으로 다이어트를 하는 사람들은, 앞서 말한 기준을 상회하는 큰 감량을 바란다. 현대인들은 6~12개월 정도의 긴 기간을 기다릴 수 없기에, 짧은 시간에 많은 감량을 기대하는 것이다.

더욱이 앞서 말한 기준은 정상적인 체중 범위에 들어 있거나, 경도 비만 수준의 사람들에게 해당한다. 그러나 다이어트를 고려할 때 체중 때문에 심적 고통과 스트레스가 너무 심한 나머지, 지방 흡입, 위 절제 수술을 받는 경우도 있다.

일반적으로 우리가 처한 현실은 단기간 내에 많은 체중 감량이 가능한 다이어트 방법론이 요구된다. 그래서 이상적인 다이어트 방법을 외치는 것이 크게 의미 없다는 것에 공감할 것이다.

우리는 견딜 만한 스트레스와 자신을 돌아보는 시간, 많은 노력을 통해 짧은 기간에 효과적인 다이어트를 원한다.

다이어트는 크게 체중 감량과 체중 유지로 나뉜다. 체중 감량을 목적으로 다이어트를 시작하는 것이 일반적이기 때문에, 적당히 강도 있는 적극적이고 능동적인 방법을 선택해야 한다.

이러한 방법으로 다이어트가 성공했더라도, 절대로 그만두어서는 안 된다. 서서히 강도를 줄여(테이퍼링), 자신의 체중을 몸이 인식하고 적응하며 유지하는 다이어트를 해야 한다.

체중 감량 다이어트 ➤ 목표 달성 ➤ 체중 유지 다이어트 ➤ 꾸준히 유지

하지만 보통 이 부분에서 많은 실패와 요요현상을 겪는다. 다이어트! 시작은 있어도 끝은 없는 우리 생활 자체가 되어야 한다. 이 무슨 끔찍한 이야기라고 생각할지 모르겠지만 말이다.

여기서 말하는 감량 다이어트와 유지 다이어트의 의미는 조금 다르

다. 온몸을 유지하는 과정에서의 다이어트는 고통보다 심신의 편안함과 건강을 가져다주기 때문이다. 이렇게 찾게 된 식습관과 생활습관을 통해서 우리는 평생 다이어트를 유지해야 한다.

우리가 숟가락을 놓기 어려운 이유

적게 먹는 것은 돈도 절약될 뿐 아니라 건강에도 유익하다. 이 좋은 방법을 우리가 모를 리 없다. 그래서 적게 먹자고 수십, 수백 번 결심해 봤을 것이다.

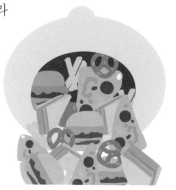

식사 도중 수저를 그만 놓는 쉬운 방법을 수없이 결심하지만 실패하곤 한다. 이제 그만 수저를 놓아야지 다짐하지만, '에이, 이번만 다 먹고 다음부터 적게 먹어야지' 생각하면서 오히려 더 많이 먹은 경험들이 있을 것이다.

왜 그럴까? 왜 안 되는 것일까?

위장에서 보내는 신호보다 뇌에서 보내는 신호에 더 민감하게 반응하기 때문이다. 우리는 식욕과 허기 때문에 음식을 찾게 된다. 이 둘의 차이는 4장 '마음 비우기'에서 자세하게 다룰 것이기에 넘어간다. 음식이 위장에 들어가 포만감을 느끼는 시간보다 뇌에서 음식을 먹으라고 보내는 신호가 더 빨라, 우리는 계속 먹게 된다.

　더불어 신경 전달 물질과 호르몬에 의해서도 조절이 어려워지는데, 식사를 할 때, 특히 음식을 씹을 때 도파민과 세로토닌이라는 신경 전달 물질로 행복감과 즐거움을 느낀다. 이러한 과정에서, 소화 초기에 음식이 위장을 자극하면서 식욕촉진 호르몬인 그렐린이 나오고, 식욕은 더욱 촉진된다. 잦은 과식과 비만으로 인해 민감도가 떨어진 식욕 억제 호르몬 렙틴까지 삼박자를 이루면서, 식사를 멈추기 어려워진다.

세로토닌은 위장관과 중추신경계에 주로 존재하는 신경전달 물질로, 행복감과 안정감으로 식욕을 억제시키지만, 각성과 쾌감을 주는 도파민은 더 강한 자극을 원하게 되어, 음식을 찾게 한다. 즐거움 이후 그렐린과 렙틴 등의 식욕 관련 호르몬의 불균형 등으로 인해 이상 식욕이 유지된다.

숟가락을 놓기 어려운 이유
1. 위장과 뇌가 보내는 신호의 속도 차
2. 음식을 통해 얻어지는 큰 행복감(세로토닌, 도파민)
3. 위장 자극을 통한 식욕 촉진 호르몬 그렐린의 분비 증가
4. 잦은 과식으로 민감도가 떨어진 식욕 억제 호르몬 렙틴

　적게 먹는 것도 이리 어려운데, 단식은 어려운 수준을 넘어 불가능에 가깝다고 생각할 것이다.

　단식을 생각해 보기 전에, 우선 몸의 흐름을 이해해 볼 필요가 있다.

우리 몸은 모든 물질을 순환시킨다. 그리고 배출을 하게 되는데, 배출 경로는, 대변, 소변, 땀, 호흡(날숨) 등일 것이다.

보통 오해하기 쉬운 부분이 대·소변, 땀, 호흡(날숨)으로 몸에 나쁜, 버려야 할 노폐물만 배출한다고 생각한다. 하지만 우리 몸은 순환 구조이기 때문에 유익한 물질도 일부분 배출된다. 좋은 물질, 예를 들면 에너지원인 당이나 아미노산, 조절소인 비타민, 미네랄 등도 배출되는 것이다.

좋은 물질이 배출되지 않으면 어떻게 될까?

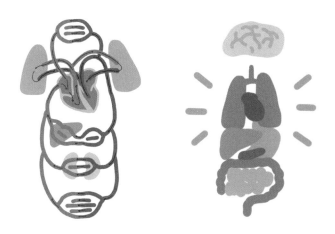

몸의 한 부분이 막혀서, 적절한 항상성을 유지할 수 없을 것이다. 우리 몸은 알맞은 순환과 배출을 통해 건강한 상태를 유지할 수 있다.

우리 몸은 모든 영양분을 항시 배출하고, 배출되어 모자라는 영양분을 공급받는 순환 구조라는 것을 꼭 이해해야 한다.

과거 영국 선원들은 장기간 항해에 나간 탓에 채소나 과일 따위를 섭취하지 못하였다. 그래서 비타민 C 등의 영양 부족으로 괴혈병에 걸리기도 하였다. 어떠한 영양소가 사용되고 배출된 만큼 공급해 주지 않으면, 인체는 결핍증, 또는 질병으로 심각한 영양 불균형 상태를 곧바로 알린다.

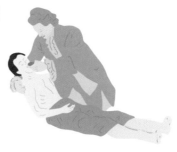

　최근까지도 일본에서 유행한 자기 오줌 마시기 건강법(오줌요법)이라는 것이 있었다. 아침에 일어나서 본 소변을 눈 딱 감고 마시는 것인데, 엽기적이긴 하지만 배출된 유익한 영양분을 다시 공급시킨다는 측면으로 이론화한 예가 될 것이다.

　다시 본론으로 들어가서, 단식의 방법을 채택하면 일체의 영양분을 공급하지 않는 것이다. 단식 기간 중에도 우리 몸은 계속해서 비타민, 미네랄 같은 조절소 등을 사용하고 배출시킨다. 그러므로 심각한 영양 불균형 상태가 될 것은 자명한 이치이다.

　체중 감량 효과를 보려면 며칠이나 단식을 해야 할까?

　비만의 정도에 따라, 일반적으로 최소 15일 이상에서 두 달을 해야 하는 경우도 있다. 체중 감량은 될지라도, 우리 몸은 영양분의 불균형을 견딜 수 없어 엉망진창이 돼 버린다. 건강을 잃게 되는 것이다.

　그런데 왜 단식원은 아직도 다양한 지역의 산속에 성행하며, 많은 사람들이 찾고 있는 것일까?

　사실, 체중 감량의 목적이 아닌 적절한 단식은 너무나도 이롭다. 많은 일과 노동으로 지친 오장육부에 휴식을 주고, 몸을 정화해주는 역할(디톡스 작용)을 하며, 면역력과 치유력의 정상화를 통해 건강을 되찾는 데 도움을 준다. 그래서 오히려 추천하기도 한다.

하지만 잘못된 단식 방법은 세포들이 몸을 기아 상태로 인식하여, 이를 회복하기 위해 많은 지방을 저장하려고 하고, 절약 모드로 돌입하여 대사량에 영향을 미치며 다이어트에 악영향을 끼칠 수 있다. 또 영양 불균형으로 인하여, 우리 몸은 건강상 치명적인 환경에 놓일 수 있다. 그렇기에 전문가와의 상담과 관리가 필요하다.

단식이 어려운 이유

1. 소식을 뛰어넘는 식욕과 허기의 고통

2. 영양의 불균형으로 인한 결핍증

그렇다면 어떻게 해야 할까?

지금까지 다이어트를 실패한 이유는, '결국 적게 먹고 많이 움직이는 것을 어떻게 유지할 것인가?'라는 문제를 해결하지 못했기 때문이다.

분명히 적게 먹고 많이 움직이면 된다는 것을 알고 있지만, 이것을 실천하는 것은 매우 힘든 일이고, 주변에서 수많은 다이어트 관련 제품과 쉽게 살 빼는 방법을 알려주기에 선뜻 힘든 방법을 선택하려고 하지 않는다. 반드시 실패하는 다이어트 방법만을 시도한다.

결론은 '변하지 않는 생활 습관'을 어떻게 고쳐야 하는가'가 중요하다.

1. 어떠한 방법으로 덜 먹을 것인가
2. 어떠한 방법으로 계속할 것인가

이 두 가지 질문에 답한다면, 다이어트를 성공하는 가장 쉬운 방법을 알게 된다.

'다이어트를 성공하는 가장 쉬운 방법'은 크게 세 가지로 정리할 수 있다. 사실 다들 알고 있지만 회피하는 진실 '적게 먹고 많이 움직이는 것을 계속하는 것'이다. 이것을 어떻게 할 수 있을까?

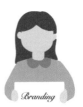

첫째, 간헐적 식사하기
둘째, 지속적인 운동 하기
셋째, 셀프 브랜딩을 통해 자아실현하기

첫째, 간헐적 식사하기
적게 먹는 것이 좋다면 양 자체보다 먹는 횟수를 줄이는 방향으로 가야 한다. 간헐적 식사는 간헐적 단식과 다르다. 기본적으로 식사 횟수 양을 줄이면서, 먹는 것 자체를 줄이는 방향으로 몸 안에 충분한 휴식을 주고, 회복을 돕는 방법이다.

이 방법은 앞서 말한, '어떻게 덜 먹을 것인가'라는 질문의 중요한 해답이다. 우리는 몸속에 충분한 체지방을 가지고 있다. 하지만 다이어트 중 오는 공복감에 대한 스트레스, 또는 허기짐으로 일상생활을 할 수 없을 정도로 기운이 떨어진다. 이처럼 부수적으로 발생하는 문제점이나 스트레스가 많아, 다이어트의 어려움을 크게 느낀다.

이를 해결하기 위해서는 충분한 체지방을 에너지원으로 활용하면서, 기력이나 신진대사 기능은 유지할 수 있어야 한다. 해답은 적절한 대사 조절 영양소의 보급과 적은 양의 단당류 보급이다.

4장에서 각각에 대해 자세히 다룰 것이다.

둘째, 지속적인 운동
지속적인 운동만큼 건강과 다이어트에 좋은 것이 있을까?

살을 빼는 방법으로 운동을 할 경우 성공 확률이 높지 않고, 약간의 살을 뺐다 하더라도 곧바로 요요현상이 찾아와 공든 탑이 도로 아미타불 되기 일쑤이다. 게다가 과체중인 사람이 다이어트의 방법으로 채택한 운동은 관절, 심장, 혈관 등에 무리를 주어 잘못할 경우 오히려 부작용이 올 수 있다.

특히 정상체중에서 30kg 이상의 과체중으로 고도비만인 사람은, 운동 자체가 거의 불가능하다. 그러므로 운동으로 살을 빼는 방법은 거의 채택하기 어렵다. 보통 성인 남자의 경우 하루 2,000~2,700kcal 정도의 영양분을 흡수하고, 그 에너지를 사용(기초대사량)한다.

그런데 운동으로 살을 빼려면 흡수한 영양분을 다 사용하고, 별도의 운동을 통해 지방질을 태워 체중 감량을 해야 한다. 이것도 하루 이틀은 가능할지 모르나, 체중 감량 효과를 볼 때까지 수행하기에는 현실적인 스트레스가 너무 심하다. 일부 의지가 강한 사람 소수를 제외하고는, 성공하지 못하는 다이어트 방법이다.

운동은 체중을 유지하고 건강을 지키는 방법으로는 최상이지만, 체중을 감량하는 목적으로는 무조건적으로 추천하기 어렵다. 우선 체중이 많이 나가는 경우 관절에 매우 큰 무리를 줄 수 있다. 더불어 과도한 운동은 오히려 체내에 많은 활성산소를 만들어, 노화를 촉진할 수도 있다.

하지만 적절한 운동은 기초 대사량과 근육량을 높인다는 매우 큰 장점이 있다. 체중 감량에 있어서는 전문가와의 상담을 통해 자신에게 맞는 적절한 운동량을 알아야 한다.

다시 보아도 적게, 혹은 안 먹고 많이 움직이는 다이어트 방법은 익숙하면서도 불편한 진실이다. 많이 먹고 움직이지 않아 살이 찌는 것이라면, 덜 넣고 많이 움직일 때 살이 빠지는 것이 당연한 것인데도 말이다.

셋째, 셀프 브랜딩

앞서 나온 간헐적 식사와 지속적인 운동은 이해할 수 있는 방법이다. 그런데 셀프 브랜딩은 왜 나올까?

앞서 말한 '덜 먹고 많이 움직여라'를 유지할 수 있는 최고의 도구이

기 때문이다. 이 도구를 적절하게 활용
한다면 다이어트의 원리를 새로운 삶의
생활 습관으로 만들 수 있다. 그렇다면
셀프 브랜딩은 도대체 무엇일까?

셀프 브랜딩이란, 자신에 대해 고
민하는 시간을 가지면서, 생각하지 못
했던 강점들을 찾아 스스로와 상대방에게 알리는 것을 의미한다.

최근 셀프 브랜딩은 개인 브랜딩, 퍼스널 브랜딩, 인플루언서 등 다양
하게 불린다. 개인을 브랜드화하는 것으로, 다양한 방법을 통해 인식을
만들고, 경력을 발전시키며 영향력의 범위를 넓히는 수단으로 널리 알려
졌다. 개인의 신뢰와 영향력이 커지면서, 수익성을 넓히는 하나의 도구
로도 활용된다.

그런데 이것이 왜 다이어트 방법 중 하나일까?

우리는 대부분 일을 하고 산다. 24시간 중 8시간의 노동이라면, 인생
3분의 1을 일에 소비한다고 해도 과언이 아니다. 하지만 일을 할 때마다
동기부여가 되지 않고, 지루해지는 매너리즘에 빠지면서 행복하지 않은
감정과 무력감을 느낀다.

이러한 감정은 점점 더 농축되고, 오래된 얼룩처럼 완전히 회복하기
어렵다. 결국 기계처럼 일하게 되며, 수많은 스트레스에 노출되면서 불
규칙한 생활과 식습관에 익숙해진다.

결국 이러한 감정은 식생활습관 변화의 가장 큰 걸림돌이 된다.

다이어트는 단순히 살을 덜어내는 것이 아니다. 자아실현을 통해 자존감을 회복하고, 그 과정에서 인간 성숙, 내적 성장을 이루어야 완전하게 성공할 수 있다. 사람들은 일반적으로 자존감의 회복은 살이 빠진 후 생긴다고 오해하지만, 이는 잘못되었다. 살을 빼야 하는 이유를 스스로 이해하지 못하면 이미 실패한 다이어트다.

그래서 다이어트를 시작하기 전, '셀프 브랜딩'을 통한 '마인드 디톡스'가 선행되어야 한다. 이 과정의 시작과 끝은 나에 대해 끝없이 고민하는 것인데, 스스로를 마주 보는 시간을 가져 나에 대해 완전히 이해하고, 나의 마음과 가치관, 생각이 바뀌는 경험을 하게 된다.

이 경험은 인생의 3분의 1뿐만 아니라 전반적으로 만족감을 느끼며, 앞선 세 가지의 참 다이어트 방법의 이유를 명확하게 이해하고, 수행할 수 있는 원동력이 된다.

 당신의 마지막 다이어트

다이어트에서 가장 중요한 것은 무엇일까?

살을 많이 빼는 것일까?
살을 쉽게 빼는 것일까?
경비(돈)가 적게 들어야 하나?

'마지막 다이어트'에 성공하려면

짧은 시간에 쉽게 빼는 것일까?

우리 모두 다이어트에서 가장 중요한 사실을 잊어버리고, 체중을 어떻게 쉽고 저렴하게 빼는지에만 몰두하는 잘못을 저지르고 있다.

다이어트에서 가장 중요한 것은 바로 '몸과 마음의 건강 회복'이다.
건강이 유지되지 않거나, 오히려 안 좋아지는 다이어트는 아무리 살을 쉽게, 빠르게, 많이, 적은 경비로 뺄 수 있다고 해도 절대 선택하지 말아야 한다. 시중에 넘치는 다이어트 방법은 성공 자체도 매우 어려워 보이지만, 몸과 마음의 건강 문제를 중요하게 다루지 않는다. 건강한 다이어트를 내세우는 몇 경우는 오히려 효과가 없다고 느껴진다.

오늘도 새로운 다이어트 약, 다이어트 보조제, 다이어트 식품, 다이어트 의료기구 등이 나오고, 새로운 다이어트 방법이 매체를 통해 수없이 쏟아져 나온다. 각각 개발자의 관점과 사례들을 통해 홍보한다. 하지만 수많은 시도가 실패하면, 또 유행이 지나가고 또다시 새로운 것이 나온다. 결국 '다이어트'라는 단어가 들어간 제품들은 대부분 우리를 만족시키지 못한다.
그러나 다이어트의 성공 방법은 명확하다. 앞서 얘기했듯, 덜 먹고 많이 움직이는 것을 계속하면 된다. 하지만 이는 매우 힘들다. 맞는 방법이라는 것을 알면서도 인간의 본능이 이를 거부한다. 그리고 이 원리를 피해가는 달콤한 비법과 경험담들을 듣고, 쉽게 할 수 있는 방법을 선택한다.

결국 원칙으로 돌아와야 하고, 덜 먹고, 많이 움직이는 식생활 습관을 유지할 방법을 찾고 실천해야 한다.

이를 당신의 '마지막 다이어트'로 정의하며, '몸 비우기+마음 비우기'로 설명한다.

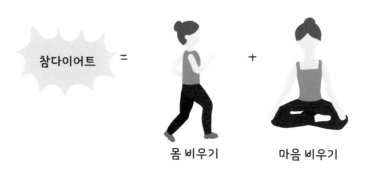

다이어트는 체중 감량을 통한 '몸 비우기'와 자아실현을 통한 '마음 비우기'를 동시에 이루는 방법을 의미한다. 몸과 마음 비우기를 통한, 심신의 완전한 변화가 이루지는 것이 진짜 마지막 다이어트 방법인 것이다.

이 방법은 단순한 체중 감량뿐만 아니라, 자아실현을 통해 자신을 사랑, 존중하게 되는 자존감 회복을 경험하게 된다. 다이어트 식생활 습관을 유지해야 하는 이유와 근거를 만들어 준다.

체중이 감량되는 효과만 보고 다이어트를 하면서 건강을 잃는다면, 모든 것을 잃는 것과다름없다. 앞으로 우리가 할 다이어트는 건강 유지는 물론, 몰랐던 나 자신을 알아가는 기회를 줄 것이다.

4

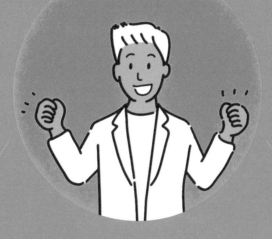

참다이어트,
체중 감량을 통한
'몸 비우기'

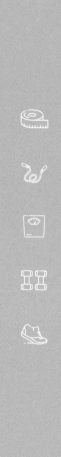

참다이어트,
체중 감량을 통한 '몸 비우기'

 ## 최고의 에너지원은 당신의 체지방이다

만약 인간도 곰이나 낙타처럼
영양분을 비축했다가 필요할 때 분
해해서 에너지로 사용할 수 있다면
얼마나 좋을까? 우리의 체지방을 최고의
원료로 사용하여 비만과 건강 문제를 한꺼번에
해결해 버릴 수 있을 텐데 말이다.

그런데 많은 체지방을 다 쓰지 못하고, 또다시
채우는 실수를 반복한다. 그렇다면 우리는 얼마 동안 굶을 수 있을까?

기본적으로 단식은 아무것도 먹지 않는 완전단식과 물만 마시는 부분
단식이 있다.

물을 마시는 부분단식의 경우 단식 기간이 더 연장된다. 물속에 포함된 칼슘·칼륨 등 필수 미량 원소가 도움될 뿐 아니라, 물 자체가 우리 몸의 대사를 돕는 조절소이기에 더 오래 버틸 수 있기 때문이다. 하지만 완전단식의 경우에는 1주일 이상을 버티지 못한다.

실제로 단식을 얼마큼 할 수 있는지 알아보는 것은 매우 비윤리적이기에, 당연히 실험할 수 없다. 과거 영국에 저항한 북아일랜드공화국군 죄수들이 단식 투쟁을 한 정치적 사건이 있는데, 이때의 기록을 통해 인간의 단식이 가능한 시한을 확인할 수 있다.

1981년, 단식이 직접 사인이었던 10명은 단식 후 46~73일 사이에 사망하였다.

성명	단식 시작일	사망일	단식기간
로버트 제러드 바비 샌즈	3/1	5/5	66일
프랜시스 휴즈	3/15	5/12	59일
레이몬드 맥크리시	3/22	5/21	61일
파트시 오하라	3/22	5/21	61일
조 맥도넬	5/8	7/8	61일
키어런 도허티	5/22	8/2	73일
케빈 린치	5/23	8/1	71일
마틴 허슨	5/28	7/13	46일
토마스 맥켈비	6/8	8/8	62일
마이클 제임스 미키 데바인	6/22	8/20	60일

이 사례를 바탕으로 '단식 후 공복통이 사라지는 72시간(3일)부터 사망에 이를 수 있는 72일까지'로 정의하고, '72-72법칙'이라고도 한다.

참다이어트, 체중 감량을 통한 '몸 비우기'

단식 후 72시간을 단식의 첫날로 정의하는 이유는, 이 시기까지는 체내에 저장된 글리코겐 형태의 포도당을 소모하기 때문이다. 72시간 정도가 지나면 체내에 저장된 모든 당이 소모되고, 체지방이 분해되기 시작한다. 일반적으로 단식 후 한 달이 지나면 안구운동 마비 시기에 들어가게 되는데, 이때 안구운동에 관여되는 근육이 마비되면서 눈 떨림, 어지럼증, 복시와 같은 증상이 나타난다. 이 시기에 일반적으로 단식을 하는 사람들은 눈앞이 흐릿해지며 생명의 위협을 느낀다고 진술한다.

하지만 산술적으로 계산하면 단식 시기는 더 늘어난다. 체중 70kg 정도의 성인의 경우 16만 1,000kcal 에너지를 글리코겐 또는 체지방의 형태로 몸에 저장하고 있다. 하루에 필요한 에너지의 양을 1,600kcal 정도 잡을 시, 몸에 저장된 연료를 쓰면 일반적으로 건강 문제가 없었던 사람은 체력에 따라 최대 90일까지 버틸 수 있어야 한다는 결론이 나온다.

그러나 현실은 하루를 굶는 것도 매우 괴롭고 힘들다. 체지방양으로만 본다면, 우리는 꽤 긴 시간 단식하여도 굶어 죽지 않고 버틸 수 있어야 하는데 말이다.

이유는 무엇일까?

3일 이상의 단식을 버티기 위해서는 외부에서 들어온 것을 소화하는 것이 아닌, 체지방을 온전히 에너지로 바꿔주는 대사가 잘 일어나야 하고, 식욕과 허기에서 벗어나는 방법을 익혀야 한다.

그렇다. 몸에 있는 체지방을 분해하여 하루에 필요한 에너지를 충당하기 위해서는 적절한 대사조절 영양소(조절소)를 체내에 공급하여, 지속적으로 체지방을 에너지로 변환시켜야 한다. 적절한 각성 효과와 지구력을 상승시켜주는 파이토케미컬을 적당히 보충하고, 허기를 만드는 코티솔을 억제하기 위하여 최소한의 단당류를 보급하는 전략을 취해야 한다.

그래야 괴롭지 않고, 건강이 망가지지 않으면서 효과적으로 체지방을 사용할 수 있다.

 ## 단식의 좋은 점과 문제점

비만을 해결하려고 하거나 병에 걸렸을 때, 앞서 말한 다이어트 방식 중에서 가장 간단하지만 어려운 단식이 방법론으로 제시될 수 있다.

단식을 통해 소화와 각종 신진대사 활동으로 혹사당한 인체의 기관에 휴식을 줄 수 있다. 누적된 체지방을 태워 없애며 다양한 질병 때문에 손상된 몸을 정상적인 상태로 돌아오게 하는 면역력, 자가 치유 시스템을 극대화시킬 수 있다.

특히, 뚜렷한 치료제가 개발되어 있지 않은 불치병이나 난치병의 경우는, 다양한 대체의학과 방법을 통해 자체면역력과 자가 치유 시스템을 극대화시키는 방안을 고민할 수밖에 없다. 다만 이러한 방법을 선택할 시, 기저질환이 있다면 주치의 등 전문가와의 충분한 상담과 조언을 통해 올바른 방식으로 진행되어야 한다.

이러한 이유 등으로 단식은 건강의 유지와 병의 예방, 치료의 방법으로 많이 소개된다. 하지만 단식이 필요한 에너지를 지속적으로 만들어내는 것에 한계는 분명히 있다.

일반적으로 단식이 시작되면 첫날은 위장 등에 남아 있던 음식물로 버티지만, 이틀째부터는 1차적으로 간과 근육에 비축된 글리코겐(포도당이 뭉쳐진 복합탄수화물)을 분해하여 신체에 에너지로 공급한다. 그러나 이것도 일반인은 하루면 바닥이 나, 사흘째부터는 신체 각 부위에 분포된 체지방이 분해돼 영양분을 공급한다. 일반적으로 단식을 시작한 지 3~4일이 지난 후인데, 공복감을 가장 견디기 힘든 고통의 시기다.

이렇게 단식을 지속하게 될 시, 체지방을 사용하면 체중 감량에 성공하지만 지속할 수는 없다. 우선 배고픔을 견딜 수 없으며, 영양 불균형으로 인체의 신진대사 작용이 원활하게 작동되지 않아 오히려 건강을 악화시킨다.

굶어 죽지 않는 방법

바람직한 단식의 방법은 인체의 신진대사가 멈추지 않도록 최소한의 필수 영양분 및 조절소를 공급시켜 주고, 장기간의 단식(절식포함)기간 동안 배고픔을 잊고 활력을 유지시켜 주는 것이다.

'굶어 죽지 않으면서 어떻게 단식 상태를 유지할 것인가'라는 문제에 이전과 다른, 새로운 다이어트 패러다임이 필요한 것이다.

우리가 생각하는 다이어트는 방법은 획기적인 물질을 복용하여 살을 빼는 방법이 지배적이다. 그래서 지방의 흡수나 뇌의 식욕 중추, 체내 신진대사를 촉진시키는 비만 치료제 또는 잉여 탄수화물의 지방 변화를 억제하거나, 체중 감량에 도움된다는 자체 임상자료를 제시하는 다이어트 보조제를 선택하는 경우가 많다.

특히나 의약품인 비만 치료제의 경우 일정 기간 이후에는 뚜렷한 효과를 발휘하지 못하는데, 가장 큰 이유는 복용자 대부분의 생활 습관이 변하지 않기 때문이다. 즉, 간단하게 살을 빼려는 접근 방법 자체가 체중 감량 후 지속적인 다이어트를 망치는 원인이 되는 것이다.

더불어 비만 치료제는 뇌에 직접적으로 작용하면서 지나친 각성효과와 교감신경 항진을일으켜 불면과 입 마름, 변비 등 다양한 부작용을 유발한다. 부작용이 얼마나 심하면 다이어트 약 처방에 변비약이 포함되는 경우가 있겠는가?

이러한 방법은 분명히 문제가 있다. 다이어트를 바라보는 관점을 바꾸어야 한다. 우리는 비우는 방법을 유지하며 건강한 다이어트와 상식적인 단식, 움직일 수 있는 에너지를 유지하고 보존하는 방법을 찾아야 한다.

우리가 찾아야 할 방법은 비우는 것을 유지하도록 시간을 버는 것인데, 이는 5대 대사조절 영양소의 적절한 섭취를 통해 극복 가능하다.

2만 5천 종 중 아직도 많은 기능과 물질

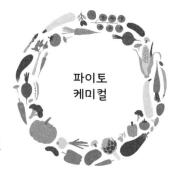

파이토
케미컬

참다이어트, 체중 감량을 통한 '몸 비우기'

이 연구되고 있는 '파이토케미컬'은 앞서 '8대 영양소 이해하기'에서 자세하게 정리했다시피, 항산화 기능을 통한 몸의 회복력을 극대화해준다.

그뿐만 아니라, 매우 복잡한 몸의 신진대사를 원활하게 작동시키고자 신호 전달 물질과 전기자극을 이용해 수많은 '신호'를 전달한다. 정상적으로 작동할 수 있도록 비타민, 미네랄, 식이섬유, 물과 함께 '자극 조절소' 역할을 직·간접적으로 하면서 신진대사의 정상화에 기여한다. 아직도 연구 중이긴 하지만, 3대 영양소가 아닌 대사조절 영양소에 그 해답이 있다는 것은 확실하다.

신호전달

3대 영양소 섭취를 최소화하고 대사조절 영양소 섭취를 극대화하는 방법으로 영양 결핍의 해소와 허기를 견디고, 적절한 활력을 주어 단식을 유지함으로써 체중 감량을 할 수 있는 것이다.

굶기 위해서는 에너지보다 신호와 신호 전달이 더 중요하다. 이 방법을 고민하는 과정에서 단식을 유지하며 최대한 안전하고 건강하게, 짧은 시간 안에 확실한 체중 감량이 가능해진다.

단식을 하기 위해서는 정상적인 신진대사를 유지해야 하고, 그렇기 때문에 조절소의 보충이 필요하다는 것을 알았다. 이러한 단식을 또 다른 관점 '신진대사의 효율성'에서 알아보려고 한다.

최근 효소에 대한 인기가 매우 커졌다. 효소를 찾는 가장 큰 이유는 체내의 대사 효소 기능을 증가시켜, 신진대사를 정상화하여 건강을 되찾는다는 논리 때문이다. 우리는 여기서 단식의 장점을 다시금 알 수 있다.

우선 효소는 몸에서 벌어지는 다양한 반응을, 보다 쉽게 진행할 수 있도록 도와주는 촉매이다.

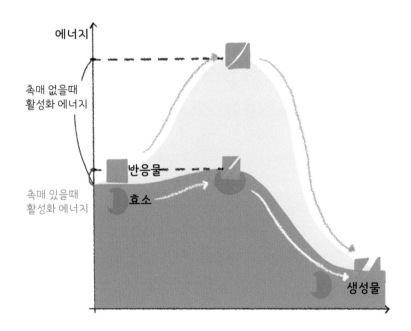

참다이어트, 체중 감량을 통한 '몸 비우기'

효소는 분비기관에 따라 종류가 다양하여 온도와 pH 등, 조건마다 활성화 정도가 다르다. 여러 가지 기준으로 구분하지만, 크게 체내에서 생성되는 소화 효소와 대사 효소인 '체내 효소', 외부에서 음식을 통해 섭취하게 되는 식품 효소인 '체외 효소'로 나뉜다.

체내 효소인 소화 효소와 대사 효소는 하루의 사용량이 정해져 있다. 이는 '내적인 힘'에서 말했던 전체의 양 100을 나누어 쓰는 개념의 연장선이라고 할 수 있다.

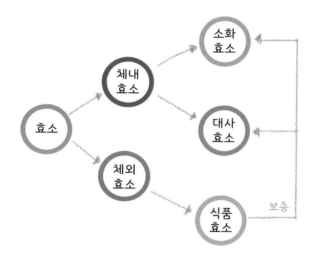

체외 효소인 '식품 효소'는 신선한 채소, 과일, 또는 발효식품인 된장, 고추장, 청국장, 김치 등에 많이 포함된 천연 효소를 의미한다. 앞서 이야기한 효소의 인기 원인은 이러한 식품 효소의 보충이 증가될 경우, 소화 효소와 대사효소들이 보다 제 역할을 함에 있어 많은 양이 쓰일 수 있다는 논리 때문이다.

식품 효소가 들어 있는 음식은 모두 건강식이기에, 섭취하는 것은 당

연히 추천한다. 하지만 여기서 집중하고 싶은 내용은 소화 효소와 대사
효소의 절대적인 양 이야기이다.

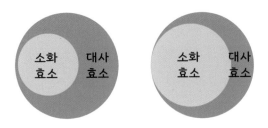

각 효소의 사용량에 따라, 다른 효소의 역할은 상대적으로 축소될 수
밖에 없다. 소화효소의 경우 우리 몸에서 직접 만드는 효소(단백질)로써,
소화기관에서 음식물을 흡수할 수 있도록 잘게 분해되는 촉매 역할을 한
다. 대표적인 소화효소로는 탄수화물 분해효소인 아밀라아제, 단백질 분
해효소인 펩신 및 트립신, 지방 분해효소인 리파아제 등이 있다.

우리가 쌀을 먹고 입안에서 단맛을 느끼는 경우는 침 속에 탄수화물
분해효소인 아밀라아제에 의해 포도당으로 분해된 결과이다. 과도한 음
식 섭취로 인해 너무 많은 소화 효소의 양을 사용하게 되면, 체내에서 만
들어내는 효소의 양에서 대사 효소는 상대적으로 적은 양이 만들어지고
활용될 것이다. 대사 효소는 소화를 뺀 모든 신진대사의 촉매이다. 그러
므로 이러한 효소 부족은 체내의 질병을 유발하기 쉬워진다.

외부에서의 식품 효소 섭취도 유익하다. 하지만 소화력을 최대한 보
존할 수 있도록, 식사량을 줄이는 단식을 해야 한다. 단식을 통해 하루에
사용되는 대사효소양을 늘리는 것이다.

참다이어트, 체중 감량을 통한 '몸 비우기'

이렇게 단식으로 인한 대사 효소 양의 증가는 소화 효소의 절약을 통해, 신진대사를 보다 효율적으로 조절하게 해준다. 이러한 조절은 내적인 힘의 조율에 도움을 준다.

적응대사가 만드는 요요현상

진정한 다이어트에는 요요현상이란 없어야 한다. 하지만 늘 엄청난 속도로 되돌아오는 요요처럼 체중은 무섭게 돌아온다. 가장 큰 이유는 많은 사람들이 '다이어트는 시작과 끝이 있다'고 생각하기 때문이다.

요요현상은 체중 감량 후, 체중의 증가와 감소가 반복되는 것을 말한다. 힘들게 꽤 긴 시간 줄여간 체중임에도 불구하고, 요요현상을 경험해보지 않은 사람을 찾는 것이 쉬울 정도이다.

미국에서 방영된 다이어트 경쟁 리얼리티 프로그램 ≪The Biggest Loser(한국명: 도전! Fat 제로)≫는 현재 18개의 시즌이 나올 정도로 유명하다. 이 프로그램은 초고도비만 출연진들이 매주 체중을 줄여가며, 줄인 체중에 해당하는 상금을 누적하고, 쌓인 상금이 1등에게 돌아가는 방식으로 진행된다. 2020년 방영된 시즌18의 두 출연자가 각각 65kg, 30kg의 체중을 감량한 모습을 보면, 그 변화는 가히 충격적이다.

하지만 짧은 시간 내에 엄청난 무게를 빼는 이 프로그램은 늘 비난의 대상이 되었다. 가장 큰 이유는 요요현상 때문이다. 2016년, 미국국립보건원NIH에서 2009년 방영된 시즌8의 참가자에 대한 장기 연구 결과를 발표했다. 이 연구에서 16명의 참가자 대부분이 체중을 되찾았고, 몇몇은 대회 참가 전보다 살이 더 많이 쪘으며, 신진대사량도 매우 감소되었다는 충격적인 결과였다.

요요현상으로 인해 다이어트로 감량했던 체중을 되찾았고, 신진대사도 떨어져 오히려 더 살이 쪘다는 것인데, 그 이유는 무엇일까?

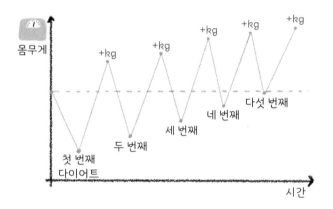

문제는 꾸준히 하지 못한 것이다. 몸이 다이어트하는 과정을 아직도 이겨내야 하는 위기로 인식하고 있기에 이를 적응하는 기간이 필요하다. 일반적으로 요요현상은 운동을 잘 안 하고 굶었기 때문에 온다고 말하는 경우도 있다. 하지만 '운동이 없더라도, 굶는 것을 꾸준히 하지 않았기 때문'이 진실에 가깝다.

우선 체중을 꾸준히 유지할 수 있는 식단이어야 한다. 식단을 변경하더라도 충분한 기간을 통해 몸을 적어진 외부 섭취량에 적응시켜야 한다. 우리의 몸은 단기간의 식단 변화를 열량에 불규칙한 공급으로 인식하여, 조금의 음식물이라도 지방으로 변형시켜 축적하려고 노력하기 때문이다.

이러한 적응의 이유는 신진대사의 한 종류인 적응대사로 설명이 가능하다. 적응대사는 기본적인 신진대사(기초대사, 소화대사, 활동대사)는 아니지만, 요요현상을 설명하기에 적합하다.

적응대사는 어떠한 역할이 따로 있는 것은 아니나, 몸의 급격한 변화에 반응한다. 열량 공급이 충분할 때는 에너지 소모를 늘리지만, 다이어트와 같은 열량의 급작스러운 감소는 이에 적응하기 위해 몸의 에너지 사용을 줄인다. 몸을 절약 모드로 만든다고 생각하면 쉽다. 에너지를 최대한 덜 쓰도록 하고, 최대한 저장하게 하여 급격한 변화에 몸을 적응시키는 것이다. 문제는 우리가 원하는 방향의 적응이 아닌 것이다. 이도 DNA에 저장된 생존의 방향성이라고 할 수 있다.

그렇기에 우리 몸에서 변화된, 적어진 열량의 식단에 천천히 적응해 갈 수 있는 시간이 필요하다. 짧게는 6개월에서 1년 정도, 이를 유지하여 다이어트 상태를 절약 모드로 인식하지 않게 하는 것이 중요하다. 그래서 단기간에 급격히 줄어든 체중에 만족하지 말아야 한다. 이는 식생활 습관의 급격한 변화로 인한 착시 같은 것이다. 급격한 변화는 대개 일시적이므로, 기존의 식단으로 돌아오면 몸이 기억하는 원래의 체형을 되찾기 위해 최선을 다한다.

극단적으로 말하면, 다이어트에는 시작과 끝이 없어야 한다. 요요현상을 경험하지 않으려면 다이어트를 끝내지 않으면 된다. 여기서 시작이 되고 적응이 된다면 끝을 생각하지 않게 되며, 자연스럽게 나의 삶이 된다. 그 부분을 경험한 사람들이 대부분 다이어트를 성공(유지)했다고 한다.

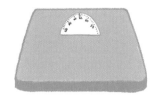

요요현상은 다이어트에서 꼭 한 번 짚고 넘어가야 할 문제이기에, 예를 들어 설명해 보겠다. 어떤 사람이 한 달간 다이어트를 해서 7kg이 빠졌다고 가정하자. 그런데 이 사람이 뺀 7kg은 전부 살이 빠진 것이 아니라, 약 70% 이상이 몸 안에 있던 노폐물과 수분이다.

7kg 체중 감량	5kg	노폐물, 수분
	1kg	글리코겐
	1kg	체지방

인체는 70% 이상이 수분으로 구성되어 있다. 쉽게 말해 물에 적신 스펀지라고 생각하면 된다. 우리가 생활하면서 배출된 수분은 주로 음식물로 공급되는데, 다이어트로 음식물 공급을 차단하거나 줄이게 되면 몸 안의 수분은 자연스럽게 많이 빠져나간 상태가 된다. 더불어 숙변 등의 노폐물이 빠지면서, 체중 감량 효과로 오인되는 것이다.

그리고 우리의 신체조직 중 지방보다 먼저 연소되는 것은 글리코겐이다. 글리코겐은 포도당의 저장형태이다. 체내의 에너지원이 없어지면서, 근육과 간 등에 저장되어 있던 글리코겐을 우선으로 분해하여 포도당을 만들어 사용한다.

운동을 하지 않고 음식물만 조절해서 다이어트를 하게 되면 가장 먼저 저장된 영양소를 사용하는 것이다. 결국, 우리가 없앨 체지방은 가장 늦게, 실제 빠진 체중에 비해 매우 적은 양만 분해되는 것이다. 체중계에 나타난 7kg을 액면 그대로 믿으면 안 된다.

자! 다이어트가 끝났다. 수분과 노폐물은 다시 쌓여 5kg이 복구되었고, 에너지원 1kg은 없어져 버렸다. 1kg의 체지방을 뺏긴 세포는 다이어트 중 최소한의 기초대사만 수행하다가 이전의 식사습관이 돌아올 시, 몸이 기억하는 나의 체형을 되찾고자 다시금 에너지를 지방 형태로 저장하기 위해 최우선적으로 비축된다. 이것이 생존을 위해 DNA에 저장된 우리 몸의 시스템이다.

다시 말하면, 영양분이 들어오면 최우선적으로 빼앗겼던 지방질을 복구하고, 빼앗길지도 모를 양만큼 비축한다는 것이다. 원하지 않지만, 우리 몸은 생존을 위해 체지방을 가장 최우선으로 비축한다.

다이어트 전과 비교할 때 똑같은 체중으로 돌아와도 체지방이 더 늘어나고, 이로 인해 기초대사량은 더 떨어지는 것이다. 그래서 단기간 다이어트를 반복하게 되면 요요현상으로 인해서 지방축적이 늘어난다. 그 탓에 물렁살, 비곗살 체질이 되며, 적절한 근육량이 보존되지 않아 마른 비만(상체 비만)을 유발하기도 한다.

다이어트에서 감량할 체중을 목표를 잡을 때, 노폐물과 수분의 무게를 제외한 순수 체중 감량은 새로 잡아야 한다. 만약 5kg의 체중 감량을 원하거든, 체중계 상으로 최소 8kg에서 10kg을 빼야 하는 것이다. 그리고 다이어트를 중단하는 것이 아니라, 목표 체중을 확보한 후부터는 체중 유지 다이어트로 변화시켜 6개월에서 1년간 지속해야 한다.

이 과정에서 운동은 필수다. 적절한 운동으로 몸에 근육이 생기고 기초대사량이 높아지면 같은 양을 섭취해도 이전보다 지방으로 축적되는 영양소의 비중이 줄어든다. 다이어트에 매우 효과적이고, 운동을 하는 과정에서 활동대사량도 증가하여 체중 감량에 필수이다.

강한 운동이 어렵다면, 생활 속에서 칼로리를 더 많이 소비하는 습관을 만들어야 한다. 계단을 오르내리거나, 버스 한두 정거장 정도의 거리는 걸어 다니기, 앉아 있는 시간 줄이기, 수시로 몸을 움직이기 등, 칼로리 소비하는 습관을 의식적으로 만들면 더욱 효과적이다. 더불어 실내 온도가 약간 낮을 경우, 온도를 유지하기 위해 몸에서는 열량을 추가적으로 사용하므로, 이 또한 활용해보는 것을 추천한다.

요요현상은 다이어트의 끝을 상정하고 시작하기에, 몸의 생존 욕구로 인해 실패한다. 의미를 정확하게 이해하고 다이어트를 시작해야 한다.

 ## 단식 시 결핍되기 쉬운 영양소

앞서 '굶어 죽지 않는 방법'에서도 보았지만, 영양학적으로도 단식 시 결핍되기 쉬운 영양소는 모두 5대 조절소들이다.

종합 영양제
전반적으로 부족한 영양성분은 종합영양제를 통해서 보충하는 것이

무난하다. 앞서 영양소에서 정리한 5대 조절소 중, 섭취 기준이 있는 비타민과 미네랄 기준으로 대략 10종에서 23종이 들어간 것을 추천한다. 종류에 따라 비타민과 미네랄, 또는 파이토케미컬 등 기타 성분의 함량이 다르므로 자신의 상태와 다이어트 상황을 감안하여 효과적인 제품을 선택해야 한다.

칼슘

종합영양제에 칼슘이 들어가 있지만, 작은 약 한 알에 최대 23종의 영양제 모두 충분한 양이 들어가기는 어렵다. 그래서 종합 영양제는 성별과 연령별로 칼슘 섭취 기준이 다르다. 하지만 현저히 적은 양이 첨가되어 있다. 따라서 영양제를 통해 따로 보충해 주어야 한다. 칼슘 부족은 골다공증 등이 생길 위험이 크다. 칼슘 흡수에 필수적인 작용을 하는 비타민D가 일반적으로 같이 포함된 경우가 많다.

철분

다이어트를 통한 육류 섭취가 줄어들면 철분의 보급이 부족해진다. 시금치 등의 급원도 있지만, 육류의 철분보다 흡수율이 낮다. 철분은 혈액을 통해 산소를 운반하는 적혈구를 생성하는 주요 요소이기에, 빈혈뿐만 아니라 피로, 두통, 집중력 저하 등의 증상을 유발할 수 있다.

철분이 포함된 종합 영양제 보급이 필요하고, 일반적으로 여성의 경우 남성보다 철분 섭취량이 더 적기 때문에, 철분의 보충을 신경 써야 한다. 더불어 적혈구 생성에는 철분뿐만 아니라 비타민 B6, 엽산, 코발라민 등 다양한 비타민들도 필요하므로 시중 제품에 같이 포함되는 경우가 많다.

마그네슘

마그네슘은 우리 몸에서 약 300여 가지(600여 가지라 말하는 과학자도 있다)에 이르는 효소 반응의 주된 조효소로 활용된다. 마그네슘이 부족할 시 근육 경련, 통증, 우울증, 집중력 저하 등 근육과 신경의 이완 작용의 문제뿐만 아니라, 부정맥 같은 심장질환이나 골다공증, 당뇨병 등도 생기기 쉽다.

그렇기에 앞선 칼슘과 같이 따로 보충해주는 것을 추천한다. 특히나 다이어트로 인한 변비에도 도움이 된다.

식이섬유, 파이토케미컬

다이어트를 통한 소식 및 단식은 소화관 내 음식물의 양이 줄어들면서 위장기관, 특히 대장의 운동기능이 떨어져 변비에 걸리기 쉬워진다. 이런 경우 식이섬유는 소화되지 않고 배출되는 양을 늘려 물리적으로 대장 운동을 촉진시킨다. 동시에 적당한 수분을 유지하여 변비를 예방한다. 더불어 체내의 독소나 노폐물의 배출도 도와 콜레스테롤이나 나트륨 등, 불필요한 만큼 많아진 물질을 제거하는 데도 탁월하다.

파이토케미컬의 경우, 다이어트로 인해 떨어진 신진대사의 효율을 높여주는 신호전달의 자극 조절소 역할을 한다. 더불어 지방세포에서 분비되는 면역 유발물질인 사이토카인을 제거하는 데 탁월하고, 다양한 기능을 통해 체내의 활성산소를 효율적으로 제거하는 데 효과가 좋아 다이어트를 하는 동안 정상적인 에너지 대사 활동에 도움을 준다.

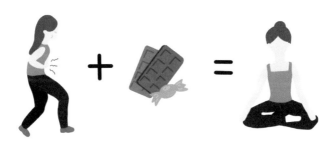

단식을 하는 동안 단당류(설탕 및 초콜릿류)는 최고의 다이어트 유지 식품이다. 일반적으로, 영양 과잉이 문제가 되는 현대 생활에서 설탕, 초콜릿 등의 당분 식품은 기피해야 되는 비만 식품으로 인식될 수 있다.

그러나 지속적인 다이어트를 하는 경우, 특히 식사를 극히 제한할 시 식욕, 허기짐 등의 스트레스를 즉시 해소할 수 있는 단당류 보급은 포도당 링거액과 유사하다. 직접적인 단당류 보급은 뇌 쾌락 중추를 자극하는 신경전달물질 '세로토닌'을 분비시켜, 심리적 안정감을 준다. 그래서 단식 유지에 도움을 준다.

더불어 빠르게 혈관에 흡수된 포도당은 인슐린 분비를 증가시켜, 스트레스 상황에 늘어난 코티졸의 분비도 억제한다.

앞서, 스트레스에 관한 설명에서 코티졸을 언급했다. 이 호르몬은 부신피질에서 분비되는 항스트레스 호르몬으로 스트레스 상황이 지속될 경우 혈당과 혈압을 높이며, 혈류량을 늘리고, 면역력을 낮추면서 다양한 증상과 질환을 유발한다. 이 상황이 장기화되면 부신피질이 고갈되어 만성피로인 부신 피로로 진행될 수 있다.

단식과 소식 다이어트 시, 혈액 안은 일반적으로 저혈당 상태가 된다. 이를 몸에서는 스트레스 상황으로 인식하여 자연스레 코티졸 분비가 증가한다. 코티졸의 분비를 억제하는 것이 빠르게 혈관에 흡수되어 단당류 보급으로 분비되는 인슐린이다.

당연한 이야기이지만, 다이어트를 하지 않는 사람들의 단당류 섭취는 오히려 영양 과잉을 유발할 수 있기 때문에 섭취를 줄여야 한다. 이 방법은 소식이나 단식 다이어트를 하는 사람에게 추천한다.

또 단당류는 운동의 시작과 유지에도 도움을 준다. 스포츠영양학 관점에서 볼 때 운동 전의 단당류와 적절한 물 섭취는 근육 안에 있는 글리코겐이라는 에너지원의 손실을 반으로 줄이며, 오랫동안 운동을 유지하는 지구력도 향상시킨다. 그리고 운동 환경은 몸에서 스트레스 상황으로 인식하므로, 몸속 코티졸의 농도가 증가하면서 면역체계가 약화될 수 있다. 이때 인슐린이 이 농도를 감소시켜, 면역체계 약화를 최소화할 수 있다.

여기서 말하는 당분 섭취는 단식과 소식을 유지하기 위한 최소량을 의미한다. 오히려 당분이 과다 섭취될 경우, 내분비 호르몬 분비 교란과 인슐린저항성 등을 유발하여 영양 불균형은 물론 비만, 당뇨병 등 만성질환의 원인이 된다.

5

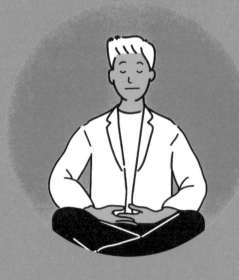

자아 실현을 통한
‘마음 비우기’

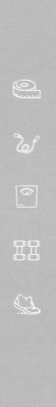

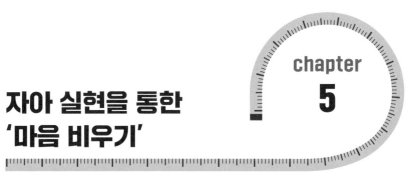

자아 실현을 통한
'마음 비우기'

다이어트 심리학

앞선 '몸 비우기' 부분을 통해 우리는 많은 지식과 정보를 알게 되었다. 다이어트의 종류와 원리, 영양소와 조절소, 신호와 신호 전달 물질 등, 내 몸을 좀 더 알아보는 시간을 가졌다.

하지만 이 모든 것들은 다이어트 도구에 불과하다. 온라인 검색, 선정적이고 편향적인 건강 프로그램, 친구의 추천 등, 진위가 의심스러운 다이어트 정보들 사이에서, 진짜 정보를 분별할 수 있는 도구를 알게 된 것이다.

문제는 '내 마음'이다.

반복해서 이야기하지만, 다이어트는 생존을 위한 욕구와의 싸움이다.

내 이성은 분명히 덜 먹고, 더 움직이자고 생각하지만, DNA는 그보다 더 강한 욕구로 더 먹고, 덜 움직이고 싶어한다. 이런 욕구를 달래거나 제어하지 못한다면 다이어트는 실패할 수밖에 없다.

심리를 제어하는 것은 단순히 실천 여부뿐만 아니라 특정 정보를 믿고 받아들임에도 영향을 미친다. 간단히 말하면, 생각하기 나름이라는 것이다.

우리는 이번 장에서 셀프 브랜딩을 통해 나를 이해할 수 있는 '마음 비우기' 방법을 배울 것이다. 그 전에 우리는 아름다움을 새롭게 정의해야 한다. 이를 통해, 다이어트를 대하는 각자의 마음가짐을 돌아보자.

 ## 아름다움의 재정의와 '자기 객관화'

다이어트를 성공하는 사람들의 인터뷰를 본 적이 있는가?

그들은 다이어트를 통해 자신감과 자존감을 얻고 행복하다는 이야기를 하며 밝은 표정으로 화면 밖 우리를 보고 있다. 그러한 모습을 통해, 동기부여와 자극을 받고 오늘도 다이어트를 한다. 하지만 계속해서 실패하게 된다. 수많은 다이어트 방법을 총동원해도 왜 성공하지 못할까?

'왜, 빼는가'라는 목적이 없어서이다. 사람들은 항변한다. 예뻐지고 멋있어지고 싶다는 이유가 있다고 말이다. 하지만 그것은 다이어트에 성공하기에는 너무나도 약한 동기이다. 남들에게 좋은 인상을 주고자 부정적인 면이나 약한 점을 숨기는 것에만 초점이 있다. 이처럼 약한 실행력 때문에 계속해서 다이어트에 실패한다. 그렇다면 어떻게 해야 하는가?

'아름다움'에 관한 올바른 생각을 가지고 있어야 한다. 아름다움은 지극히 상대적인 것이다. 인간은 각각의 아름다움을 가지고 있으며, 우리는 그것을 '매력'이라고 부른다. 같은 성별, 같은 인종, 같은 나라 안에서도 수많은 사람은 각기 다른 이목구비와 성격, 생각으로 본인의 아름다움을 정의한다.

나만의 아름다움을 정의해야 한다. 다이어트의 이유와 목적을 찾게 되면 자신을 존중하게 되고, 자아실현을 향해 끊임없이 나아감으로써 다이어트를 성공으로 이끄는 강한 동기가 생성된다.

다이어트 성공에 있어서는 나에 대한 정확한 이해가 매우 중요하다. 새롭게 정의하는 아름다움에 이어, 자기객관화를 통해 자신에게 한 걸음 더 다가가 고민해야 한다.

'나는 왜 다이어트를 하는가' 전에, '나는 누구인가?'를 시작해야 한다. 단순히 다이어트를 '지방을 제거하는 몸 비우기'로 보지 말고, 마음속 지방도 같이 비워야 한다.

자아실현의 사전적 의미는 다음과 같다.

'하나의 가능성으로 잠재되어 있던 자아의 본질을 완전히 실현하는 일'

어찌 보면, 자신에 대해서 가장 모르는 것은 자기 자신일지 모른다. 그만큼 우리는 스스로에 대해서 알아보지 못했다. 누구의 부모, 자식, 친구로서 자신을 정의하며 자신을 남처럼 대하는 경우가 많다. 그렇기에 자아실현의 정의는 크게 와 닿지 않을 수 있다.

이러한 자아실현의 개념은 미국의 심리학자 아브라함 매슬로우A. Maslow(1908~1970)가 제안하였다. 인간의 타고난 욕구(욕심)를 계층구조로 제안한 '매슬로우의 욕구 단계'는 현재도 많이 활용된다. 여기서 욕구의 의미는 우리가 활동하게 되는 모든 동기를 가리킨다.

우리는 살아가면서 다양한 욕구를 갖게 되는데, 이러한 욕구를 매슬로우는 다섯 가지로 구분해서 설명한다.

첫 번째는 '생리적 욕구'다. 생존을 위해, 허기를 면하고 생명을 유지하려는 욕구로 성욕까지 포함한다. 우리가 일반적으로 다이어트에 실패하는 가장 큰 이유는 DNA에 저장된 생리적 욕구가 너무 강력하기 때문이다. 특히나 식욕과 성욕 등의 해소는 우위의 욕구보다 해소되기 쉽다. 먹는 행위를 통해 쾌감과 즐거움을 느끼게 하는 세로토닌, 도파민 등의 신경전달물질이 나오는 경험을 가장 많이 가지고 있다. 그렇기 때문에 다이어트는 어렵다.

두 번째는 '안전(안정) 욕구'다. 우리는 생존을 위해 음식을 섭취하지만, 주변 환경의 끊임 없는 위험, 위협, 박탈로부터 불안감을 가지게 된다. 그렇기에 자신을 보호하고 불안을 회피하려는 안전 욕구를 갖게 된다.

세 번째는 '사회적 욕구(애정과 소속의 욕구)'다. 앞선 생존과 안전의 욕구가 보장되면, 인간은 어떠한 조직이나 집단에 소속되어 관계를 맺고 싶어 한다. 자기의 존재 의의를 확인하는 사회적 욕구를 통해 만족감을 얻는다. 즉, 혼자보다는 공동체를 형성하며, 조직의 목표를 이루는 과정에서 소속감과 행복감을 느끼는 것이다.

네 번째는 '자기 존경(존중)의 욕구'다. 공동체 내의 유대감을 통해서 만족을 느끼지만 자아 존중, 자신감, 성취, 존중, 존경 등으로 더 큰 인정을 받을 수 있는 직급과 위치를 원하게 된다. 이를 자기 존경의 욕구라고 한다.

앞선 네 가지의 욕구와는 달리, 마지막 욕구는 정신적 만족감인 '자아실현의 욕구'다. 매슬로우는 '나를 성장시키고 발전시키는 동기부여가 계

속적으로 충족되는 상태'를 자아실현
이라 정의한다. 그러므로 자아실현
은 앞의 모든 욕구를 포함하는 정신
적 만족에 해당된다.

　정신적 만족은 스스로 인정하는 최
고의 만족, 행복을 의미한다. 그렇기에 자
아실현은 단순히 물질적, 사회적 욕구가 만족된다
고 해도 충족되지 않을 수 있다. 외부(상대적)의 기
준이 아닌 자신(절대적)의 기준을 만족시키는 것이기에, 어떠한 외부의 판
단이나 기준에도 스스로 가장 만족한 상태를 유지할 수 있다. 이를 자아
실현의 욕구라고 한다.

　다이어트 성공을 목표로 한다면, '매슬로우의 관점'에서 주목해야 할
부분은 '생리적 욕구', '사회적 욕구', '자아실현의 욕구'이다.

　먼저 '생리적 욕구'를 통해, 참지 못하는 식욕의 의미를 이해하면서 보
다 강한 동기가 필요함을 인식해야 한다. 나의 욕구를 인식하고 인정하
지 못하면, 계속해서 스스로를 자책하게 되며 다이어트 자체의 불신감이
더 커지고 만다.

　'사회적 욕구'를 통해 알 수 있는 것은 같이 하는 다이어트의 의미와
가치다. 우리는 친분을 맺고, 어떠한 공동체에 소속되어 안정감을 느끼
고 싶어 한다. 그렇기에 공동체를 통한 동기부여와 자극을 다이어트의
수단으로 활용할 수 있음을 알아야 한다.

　가장 중요한 '자아실현의 욕구'를 실현하는 과정을 통해서 다이어트를

해야 하는 본질적인 의미를 스스로 정의하고, 자신이 만족하는 상태를 만들기 위해 노력해야 함을 알 수 있다.

이 세 가지의 욕구와 다이어트의 연관성을 강조하는 이유는 우리의 강력한 식욕의 이해와 이를 극복할 강한 동기의 필요성에 공동체와 자아실현이 매우 중요하기 때문이다.

더불어 매슬로우도 다섯 가지의 욕구를 얘기하면서, 공동체의 협동의식을 발현하려는 마음이 있다면, 주변 사람들 및 더 큰 세상과 의미 있는 관계를 맺어야 한다고 보았다. 따라서 다이어트를 함에서도 자아실현의 필수 요소인 공동체와의 의미 있는 연결을 만들어야 성공 가능성이 높아진다.

작은 변화도 변화이고, 누적되는 변화다

다이어트는 규칙적이며, 지속적인 삶 자체가 되어야 한다. 완전히 체득된 다이어트 생활습관으로 우리 몸을 길들이고 그 조건에 적응되어야 한다. 그렇기에 다이어트를 시작할 때 가장 중요한 것은 적응하기 위한 마음가짐이다.

무계획적이고, 즉흥적이고, 무차별적인 운동은 다이어트에 길들고 있는 우리 몸의 혼란을 가중시키고, 더 강하게 원래의 상태로 돌아오게 만든다. 그로 인해, 참을 수 없는 식욕으로 다이어트를 실패의 길로 이끈다. 오히려 다이어트가 생활 리듬을 망가뜨릴 수 있는 것이다.

그러므로 다이어트는 계획적인 운동과 식단을 통해 스스로 변화를 인지하면서, 하루하루 습관화해야 한다. 큰 변화는 몸이 알아차리기 쉽고, 스스로도 버겁다는 것을 인식한다. 그렇기에 빠르게 포기하거나 실패하는 경우가 많다. 하지만 작은 변화는 가벼운 자극으로 몸을 단련시킬 수 있으며, 정신적인 고통도 최소화된다.

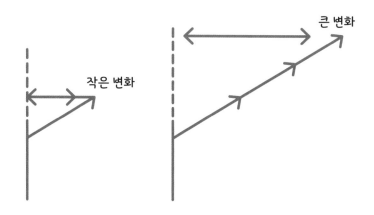

분명한 것은 작은 변화가 큰 변화를 만든다는 것이다. 그리고 작은 변화는 누적된다. 너무 큰 부담을 가지고 목표를 잡지 말고 두려워하지 말자. 마음가짐은 다이어트에 가장 중요한 성공 잣대이다.

 ## 스트레스란 무엇인가? <Stress 집중 탐구>

앞서 우리 DNA에는 생존의 욕구가 깊게 각인되어 있다고 했다. 이 말은 어떠한 상황이 되어도, 생존을 위한 방향으로 몸의 모든 반응이 집중되는 것을 의미한다. 이러한 내·외부 환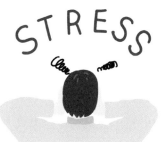
경 변화를 우리는 스트레스로 인식하고 적
극적으로 회피하기 위해 반응한다. 몸은 이
를 생존의 위협으로 느끼기 때문이다.

　몸에서는 스트레스를 받을 때, 빠르게
자율신경계에서 교감신경을 자극한다. 자율신경은 말초신경계통에 속하
는 신경계로 평활근과 심근, 외분비샘과 일부 내분비샘을 통제하여 동물
내부의 환경을 일정하게 유지하는 역할을 한다.

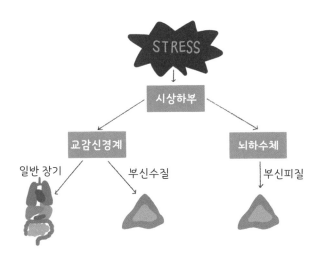

　교감신경은 스트레스 반응이 왔을 때, 몸을 보호하기 위하여 생존 모
드로 만드는데, 이를 '투쟁-도피 반응'으로 설명한다. 누군가에게 쫓긴다
는 생각을 해본다면 쉽게 이해할 것이다. 우리에게 필요한 것은 순간적
인 에너지, 많은 영양분, 신경과 근육의 긴장(수축)감이다.

교감신경이 자극되면서, 부신수질에서 카테콜아민이란 호르몬 그룹(에피네프린, 노르에피네프린, 도파민 등)이 분비된다. 이러한 호르몬의 작용으로 우리 몸은 소화력과 생식력 및 배설 욕구를 최대한 줄이고, 근육과 심장, 폐의 기능을 최대화시키기 위해 혈관과 동공이 확장된다.

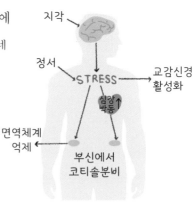

부신피질에서는 '항스트레스 호르몬(코티솔)' 분비가 촉진되어, 교감신경계를 돕는다. 코티솔에 의해 체내의 많은 영양분을 확보하기 위해 당수치를 최대로 올리고, 면역반응은 최대한 줄이며, 혈류와 혈압을 최대치로 올리게 된다.

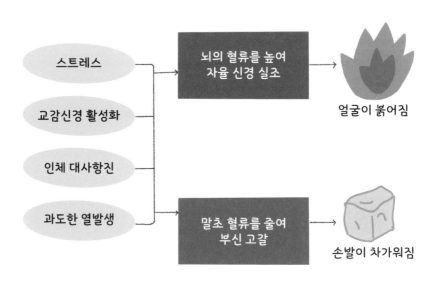

자아 실현을 통한 '마음 비우기'

한의학에서도 스트레스로 생기는 몸의 반응을 상열하한으로 정의하며, 혈류의 이상적 순환으로 잦은 두통과 근육 뭉침, 소화기 및 생식기의 기능 저하 등을 설명한다.

스트레스 대응체계는 일시적인 단기 스트레스 반응일 경우, 금방 길항작용을 하는 부교감신경에 의해 신체에 손상을 주지 않고 정상적인 상태로 회복된다. 하지만 스트레스 상황이 지속되어, 장기 스트레스 반응이 될 시에는 호르몬 내분비 시스템이 변화되면서 부신피질이 고갈되어, 코티솔이 더 이상 분비되지 않는 부신피로까지 유발된다. 더불어, 줄어든 면역에 의해 만성 염증 상태와 고혈압이나 당뇨 등의 만성질환도 유발된다.

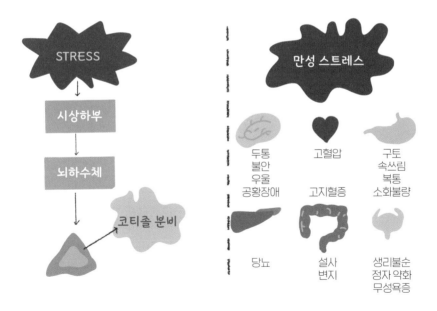

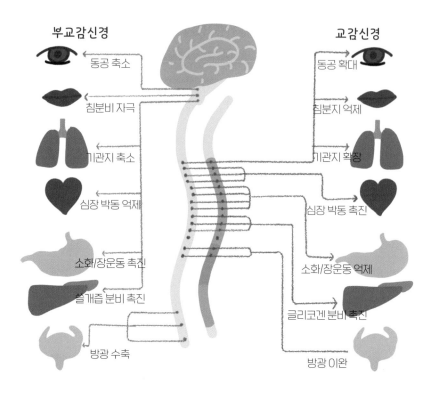

부교감신경 / 교감신경

동공 축소 / 동공 확대
침분비 자극 / 침분지 억제
기관지 축소 / 기관지 확장
심장 박동 억제 / 심장 박동 촉진
소화/장운동 촉진 / 소화/장운동 억제
쓸개즙 분비 촉진 / 글리코겐 분비 촉진
방광 수축 / 방광 이완

오해하지 않았으면 하는 부분은 스트레스의 정의이다. 일반적으로 우리는 스트레스를 외부적인 공포, 두려움, 불안으로 생각하지만, 내부의 긴장감을 유발하는 모든 요인도 스트레스에 포함된다. 대표적인 것이 각성과 염증 반응을 유발하는 카페인, 설탕, 과식, 가공식품 등이다. 더불어 시신경을 계속해서 자극하는 스마트폰도 주요 스트레스 원인이 된다.

이번에는 다이어트에 의한 심리적 스트레스에 대한 생각과 마음가짐에 대해 알아보자

자아 실현을 통한 '마음 비우기'

다이어트를 하려면 수반되는 온갖 심리적 스트레스를 물리쳐야 한다. 먹고 싶은 스트레스, 공복감 스트레스, 허기짐 스트레스, 운동을 계속해야 한다는 스트레스, 지겨움 스트레스 등, 심리적 스트레스는 삶을 살아가는 동안 늘 직면하게 된다.

다이어트를 하고자 하는 결심 자체를 무력화시키는 삶의 스트레스에 어떻게 대응할 것인가? 수많은 스트레스들이 다이어트를 하고자 하는 결심 자체를 의미 없이 만들어 버릴 수 있다. 이런 경우 삶의 스트레스를 해결할 수 있는 마음의 자세에 대해 이야기해보려고 한다.

내가 규정지은 틀을 만들어 놓고, 그 틀에 맞지 않으면 힘들어하고, 괴로워하고, 번민하며 고통스러워하고 외로워하고 방황한다.

이것을 해결할 방법은 없을까?

간단하다. '우리는 무엇이든지 될 수 있고, 무엇이든지 할 수 있다.' 이 문장을 제대로 이해하고 깨달으면 스트레스에서 해방될 수 있다. 왜 당신은 지금의 나여야만 된다고 고집하는가? 당신은 마음만 먹으면 당장이라도 직장을 그만두고, 남은 생을 다 바쳐 타인을 위해 봉사하며 사는, 가치 있다고 정의되는 인생을 살 수 있다. 왜 우리는 이 틀을 벗어날 수 없다고 단정할까?

놀라울 만큼 다양한 변화를 시도하는 수많은 이들도 우리와 똑같은 사람이다. 우리도 크게 마음먹으면 그 사소한 고통에서 벗어날 수 있다. 나는 나를 변화시킬 수 있다.

불안과 집착은 우리의 마음을 병들게 하고 다치게 한다. 좀 더 깊이, 넓게 생각해보면 결국은 우리 스스로가 고통 속에 뛰어드는 것이다. 모든 것은 마음이다. 당신의 마음을 스스로 잡을 수만 있다면 비만, 다이어트 같은 사소한 문제는 손쉽게 해결할 수 있다.

이러한 생각의 전환으로 자아실현이라는 어려운 인생 과제를 해낼 수 있다. 이 과정은 셀프 브랜딩이라는 방법을 통해 쉽게 접근하는 방법을 뒤에 정리했다. 우리 모두 변할 수 있다.

 ## '식욕'과 '허기' 구분하기

우리는 일반적으로 식욕과 허기를 잘 구분하지 못한다. 그래서 다이어트 중 끝없이 밀려오는 음식에 대한 욕구 때문에 많이 자책한다. 하지만 이 둘의 차이를 비교하고 적절하게 대응한다면, 보다 현명한 다이어트를 할 수 있다.

이 둘은 기본적으로 정의가 다르다. 식욕의 정의는 '음식물을 섭취하려는 욕구'이며 허기의 정의는 '몹시 굶어서 배고픈 느낌'이다. '욕구'는 특정한 음식물을 선택하고자 하는 것이지만, '느낌'은 현재 느껴지는 공복감을 의미한다. 즉, 식욕은 '어떤 음식이 먹고 싶다!'이고, 허기는 '어, 배가 고프다' 정도로 인식하면 좋다.

그렇다면, 이 둘은 어떻게 다를까?

식사를 한 지 3시간도 지나지 않았는데 배가 고프고, 달고 짠 음식이 당긴다면 이것은 허기이다. 이러한 가짜 배고픔은 스트레스나 식욕과 관련된 호르몬의 불균형에 의해 생긴다.

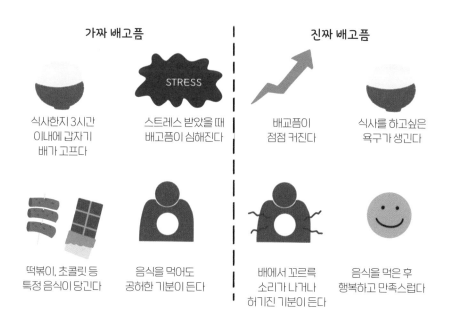

가짜 배고픔		진짜 배고픔	
식사한지 3시간 이내에 갑자기 배가 고프다	스트레스 받았을 때 배고픔이 심해진다	배고픔이 점점 커진다	식사를 하고싶은 욕구가 생긴다
떡볶이, 초콜릿 등 특정 음식이 당긴다	음식을 먹어도 공허한 기분이 든다	배에서 꼬르륵 소리가 나거나 허기진 기분이 든다	음식을 먹은 후 행복하고 만족스럽다

불규칙한 생활습관과 주변 환경에 의해서 우울함을 느끼거나, 업무가 과중되고 환경의 변화가 생기면 쾌감을 주는 세로토닌과 도파민의 수치가 급격하게 떨어진다.

이때 뇌에서는 빠르게 가짜 배고픔 신호를 전달하여 음식을 채우게 한다. 특히 달고 짠 음식은 세로토닌 분비를 빠르게 촉진할 수 있다. 포도당이 뇌로 가장 빠르게 흡수되기에, 과자나 사탕 등의 단 음식이 당기며, 나트륨도 세로토닌 분비의 영향을 받아 짠 음식에 대한 욕구도 매우 강해진다. 그래서 가장 쉽게 행복해지는 방법으로 달고 짠 음식을 찾는 것이다.

또한, 스트레스 상황을 인식해 부신에서 코티솔 분비가 많아지면서, 식욕을 억제하는 렙틴과 식욕을 높이는 그렐린 호르몬의 불균형으로 허기를 느끼기 쉬워진다. 이러한 잘못된 신호가 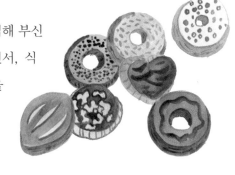 반복되면, 몸이 생리적인 필요에 의해 진짜 배고픔을 느끼는 '식욕 신호'에 둔감해져, 이 둘을 구별하기 어려워진다.

이에 반해 식욕은 혈당이 저하되고, 신체 에너지원으로 사용될 영양분이 부족할 때 대뇌가 이를 인지하고 식욕 중추라는 기관에 다양한 신호를 전달한다. 예를 들어 '인슐린'이 감소하고 'GLP-1', 렙틴'과 같은 식욕 억제 호르몬이 감소하면서, 식욕 중추에서 정상적으로 식욕 신호를 보내는 것이다. 우리가 적절하게 식사를 하게 될 경우 식욕을 억제하는 호르몬이 나오면서 포만감을 느끼게 된다.

가짜 배고픔을 줄이기 위해서는 스트레스 조절도 중요하겠지만, 식사를 최대한 천천히 하며, 뇌가 음식을 충분히 섭취했다고 느끼도록 하는 게 중요하다. 위장에도 음식물이 들어왔을 때, 일정 시간이 지나야 관련 호르몬이 균형을 맞추며 식욕을 조절한다. 그러므로 음식을 천천히 먹는 것을 습관화하는 것이 매우 중요하다. 또 혈당을 급격하게 올려 체내의 인슐린 분비를 증가, 감소시킬 수 있는 식품은 피해야 한다.

자아 실현을 통한 '마음 비우기'

일반적으로 20분 동안 식사를 하고, 뱃속이 꽉 차지 않았다는 느낌으로 먹는 것을 추천한다. 더불어 식사 전 간단한 산책과 약간의 운동으로 가벼운 허기를 이겨내는 것도 좋다.

둘을 구분할 수 있는 가장 좋은 방법은 물 한 컵을 마셔보는 것이다. 물을 마시고 20분 정도가 지나도 여전히 배가 고프다면, 진짜 배고픔이다. 물로 판단하기 어렵다면, 견과류나 단맛이 덜한 식품을 먹어보면 된다.

아래는 식욕과 배고픔을 간단하게 구분한 표다. 우리는 일반적으로 허기를 많이 겪는다. 그것은 진짜 배고픈 것이 아니다.

식욕, 진짜 배고픔, 생리적 배고픔	허기, 가짜 배고픔, 심리적 배고픔
배고픔이 점진적으로 커진다.	갑자기 배고픈 느낌이 든다.
배에서 꼬르륵 소리가 난다.	식사를 한 지 3시간 이내에 나타나는 허기짐
무엇이든 먹어서 배를 채우고 싶다.	자극적인 맛을 내는 특정 음식이 당김
음식을 먹은 후에 행복하고 만족스럽다	스트레스 받을 때 더 심해진다.
어지럽고 기운이 떨어진다.	

공복감에 대한 스트레스 해소법

인간의 감정에는 양면성이 있다.

먼저, 뱃속이 비어있다는 느낌을 연상하면 어떤 감정이 떠오르는가? 우리는 공복 시 '허전함'과 '편안함'을 느낀다. 하지만 과식, 또는 폭식 후에는 '나른함'에 이어 '불쾌감'도 느껴진다.

과식 후, '이럴 줄 알았으면 조금 덜 먹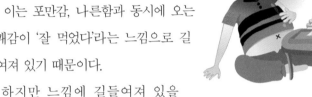
었을 것'이라며 후회하곤 한다. 불쾌감
이 너무 심해 토해버리고 싶을 때도 있
다. 이는 포만감, 나른함과 동시에 오는
불쾌감이 '잘 먹었다'라는 느낌으로 길
들여져 있기 때문이다.

하지만 느낌에 길들여져 있을
뿐, 그 기분이 우리를 행복하게 해 주지는 않는다는 것을 알아야 한다.
오히려 공복감에서 가짜 배고픔만 없앤다면, 편안함과 평화스러움을 유
지할 수 있다.

다이어트에 성공하려면 공복감에서 오는 허전한 느낌에 길들여져야
한다. 그리고 공복감에서 오는 편안함을 기억하고, 불쾌감을 상기시키기
위해 가끔은 약간의 과식을 추천하기도 한다. 치팅 데이Cheating day라고도
부르는 이 시간을 어떠한 보상으로 생각하기보다, 앞서 말한 식사 후 오
는 편안함을 기억하는 때로 가지고, 고함량의 단백질과 가공이 덜 된 원
물의 음식을 보충해야 한다.

다이어트가 어려운 것은 진짜 배고픔보다 밀려오는 가짜 배고픔과 떨
어지는 기력으로 인한 스트레스 탓이 크다. 하지만 가짜 배고픔은 아주
적은 양의 단당류를 섭취하면 즉시 해결된다. 단당류 섭취는 행복감과
안정감을 주는 세로토닌의 분비를 늘리고, 인슐린의 농도를 순간적으로
증가시킨다. 인슐린은 가짜 배고픔을 유발하는 스트레스 상황 시, 분비
되는 코티솔의 양을 조절 해준다.

사탕 한 알, 초콜릿 한 조각을 입에 넣고 녹이는 것은 아주 간단한 방법이지만, 공복감으로 지치는 다이어트를 유지하는 데 도움을 준다. 스트레스를 억지로 이기려고 하면 절대 성공할 수 없다. 스트레스의 원인과 정체를 알아내야 이겨낼 수 있다. 지피지기면 백전백승이다.

'4단계 셀프 브랜딩'을 통한 '마음 다이어트'

다이어트 관련 광고를 볼 때, 광고에 집중했는가? 아니면 사용자의 후기를 보았는가? 보통 후자였을 것이라고 생각한다. 다이어트 제품 또는 방법이 아니어도, 무언가를 구매할 때 기업의 인지도가 높지 않으면, 누군가의 후기와 댓글 등의 체험담을 통해 정보를 얻으려고 한다. 같은 소비자를 신뢰하기 때문이다.

그래서 많은 기업들은 인플루언서(영향력 있는 개인)를 통한 체험담 및 후기를 중요한 마케팅의 한 축으로 활용하고 있다. 인플루언서가 아니어도 상품 후기나 댓글들로 정보를 얻기도 하고, 직접 후기를 작성하며 정보성 콘텐츠의 생산자가 되기도 한다.

이렇게 '나' 자신이 생산자인 시대가 왔다. 꼭 유명하지 않아도, 영향력이 크지 않아도 브랜드가 될 수 있는 것이다. 유튜브, 페이스북, 인스타그램, 틱톡 등 다양한 소셜네트워크서비스_{SNS}가 우리 삶 속에 완전히 침투되었기 때문이다.

다이어트 얘기를 하다가 왜 갑자기 '셀프 브랜딩'에 대해 언급할까? 바로 앞서 말한 자아실현의 도구로 활용될 수 있기 때문이다.

1단계   지피지기면 백전백승, 자기객관화
2단계   나의 새로운 면을 찾는 시간, B면 찾기
3단계   빠른 실행을 통해 우선 경험하고, 체험하자.
4단계   동료 찾기! 다이어트는 같이 해야 한다.

'셀프 브랜딩'에는 다양한 방법과 종류가 있다. 관련 책과 강연도 매우 많다. 그 중 다이어트를 하는 과정에서 필요한 환경의 이해와 자아실현을 하기 위해 가장 적합한 방법으로 '4단계 셀프 브랜딩'을 제안한다.

이 과정을 통해 자아실현의 의미를 알고 경험하며, 다이어트를 실패하게 하는 나쁜 생각과 의도도 함께 비울 수 있다. 이를 통해 보다 본질적인 의미를 부여하며 꾸준한 다이어트를 진행할 수 있다. 이를 '마음 비우기'라고 정의한다.

이 방법은 각 단계의 수행 정도에 따라 개인의 만족 및 효과 차이가 매우 크다. 방법은 방법일 뿐, 이를 제안하는 가장 큰 이유는 나를 돌아보고, 나에 대해 고민하는 시간을 만들기 위함이다.

다이어트의 목표는 있을 수 있지만 끝은 없어야 한다. 새롭게 만든 생

자아 실현을 통한 '마음 비우기'

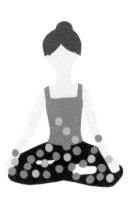

마음 가라앉히기

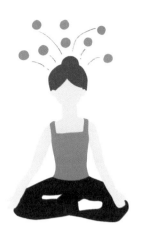

마음 비우기

활습관을 지속적이고 꾸준히 실행할 수 있어야 한다. 적절한 마음 비우기가 선행되지 않으면, 실패하기 매우 쉽다. 그렇기에 앞서 배운, 적게 먹고 덜 움직이는 '몸 비우기'와 자아실현을 통한 '마음 비우기'를 꼭 같이 병행해야 한다.

1단계 지피지기면 백전백승, 자기객관화

자기객관화는 '스스로를 남처럼 바라보는 것'이다. 우리는 일반적으로 지극히 주관적인 사고 속에 살고 있다. 즉, 자신의 편견, 기준, 잣대로 만든 세계에서 살아가는 것이다. 하지만 자기객관화를 통해 한 걸음 물러나 멀리서, 또는 더 가까이서 스스로를 들여다보는 작업을 반복함으로써 앞서 말한 편견, 기준, 잣대에서 벗어나 보다 명료하게 삶의 목적과 이유를 규정할 수 있다.

자기 객관화

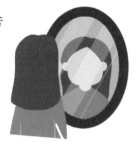

다이어트에서 자기객관화 과정이 중요한 이유는, 아름다운 몸과 마음의 재정립과 더불어 남들과 다른 나만의 '비범함'을 찾을 수 있기 때문이다.

타인을 통한 자기객관화도 중요하다. 남들에게 본인에 대해 묻고, 답을 얻는 과정을 통해 내가 몰랐던 나의 새로운 면, 익숙한 면, 상대에게 긍정적으로 평가받는 부분 등, 뒤에서 언급할 새로운 B면을 찾는 계기를 만드는 것이다. 최대한 많은 이들에게 묻는 것이 중요하며, 묻는 질문이 구체적일수록 좋다.

본인, 그리고 상대를 통해 수집된 많은 나와 관련된 단어 및 문장을 노트에 적어보고, 유사성을 가진 것과 결이 비슷한 것을 모아본다.

예를 들면 아래와 같다.

> 남성, 60대, 베이비부머세대
> 사람을 만나기 좋아한다. 유쾌하고 외향적이다. 리더십이 있다.
> 개인주의가 강하다. 자신의 생각을 잘 전달한다.

이처럼 모인 단어, 혹은 문장을 보고 나의 이미지를 구체화해보자. 이 과정은 생각한 이미지가 기준이 되기 때문에 많은 고민을 해야 한다. 기준을 다시 바꾸려면 꽤 많은 노력이 들어간다. 하지만 셀프 브랜딩의 가장 큰 장점은 나에 대한 생각이므로 훨씬 바꾸기 쉽다. 일단 해보자.

이렇게 모인 재료들로 '마인드맵'을 만들어보자. 마인드맵은 영국의

언론인 토니 부잔이 개발한 기
록 습관 중 하나이다. 유럽의
여러 기업에서 각광받고 있
으며, 우리나라 역시 많은 학
교와 기업 등에서 활용될 정도
로 인기를 끌고 있다.

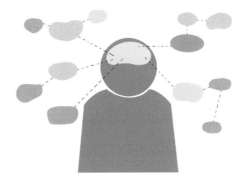

1. 종이의 중심에서 시작한다.
2. 중심 생각을 나타내기 위해 이미지나 사진을 이용한다. (3가지 이
   상의 색깔)
3. 전체적으로 색깔을 사용한다.
4. 중심이미지에서 주가지로 연결한다. 주가지의 끝에서부터 부가
   지로 연결한다. 그리고 부가지의 끝에서 세부가지를 연결한다.
5. 구부리고 흐름 있게 가지를 만들어라.
6. 각 가지당 하나의 키워드만을 사용하라.
7. 전체적으로 이미지를 사용하라.

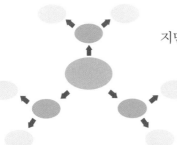

위와 같이 일곱 가지 원칙이 있긴 하
지만, 이를 모두 지키며 그릴 필요는 없
다. 여기서 몇 가지만을 자기객
관화의 도구로 활용할 것이다.
먼저 나를 가운데 두고, 다른
색을 활용하여 모아둔 정보를 한
개씩 다른 첫 가지에 적는다. 그리고

그 가지로부터 연관되는 2~3개의 단어만 적고 마무리한다. 그렇게 만들어진 20여 가지의 단어들을 무작위로 연결해보며 다양한 조합을 만들어보자.

단어의 조합을 만드는 과정은 나를 관찰하며 얻은 생각들이기에 신선하고 재미있는 경험이 된다. 그리고 이어질 나의 B면을 찾는 시간을 통해 더욱 확실한 구체화가 가능하다.

2단계 나의 새로운 면을 찾는 시간, B면 찾기

B면B-side의 원래 의미는 7인치 LP판 뒷면을 의미한다. 7인치 LP판은 한 면당 한 곡만 녹음되기에 앞면A-side은 대표곡이 실리고, 뒷면에는 미발표곡, 라이브 공연곡, 커버곡 등의 추가 요소 등이 실린다. 팬들에게는 이러한 B면의 요소들도 매력적으로 여겨진다.

그렇기에 B면의 개념은 현재도 정규앨범에 포함되지 않는 곡, 비주류적 속성을 띤 곡을 의미한다. 비주류가 가진 특유의 매력으로 해당 앨범은 한정 판매되기도 하며, 가격이 치솟고, 높게 평가받는다.

'셀프 브랜딩'에서 얘기하는 B면은, 세계적인 광고회사 '덴츠'에 비상설 팀으로 운영되는 '덴츠 B팀'이 쓴 책『당신의 B면은 무엇인가요?』에서 제안된 개념이다.

A면은 충실히 집중하는 본업을 의미하며, 내가 좋아하는 무언가를 B면으로 정의한다. 나의 A면과 B면의 조합을 통해 새로운 인사이트를 만들어냄으로써, 나를 새롭게 정의하게 만들어준다.

책에서 제시된 실제 B면은 아래와 같이 다양하다.

맥주/만화, 전통, 철학, 사진, 패션, 익스트림 스포츠, 농업, 낚시/아웃도어, 컨셉, 핵Hack, 음악/아날로그, 반려동물/젊은 세대, 페스티벌/DIY, 미래 예측, 신사업, 사회학, 스토리, 교토, 발명, 공공 공간/건축, 평화, 여행, 카페, 음악 비즈니스, 홋카이도, 분재, 규칙, 공연, 인 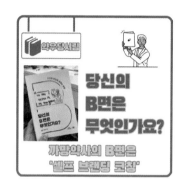 사/다도, 제품 디자인, SNS, 손글씨 기록, 교육/교육 정보통신기술, 상류층 마케팅, 미디어아트, 소개팅 어플리케이션, 전자공학, 다양성, 3D프린팅, 글로벌한 모든 것, 약학, 뷰티, 하이쿠/일본적 미의식, 우주, 경제/금융, 패션, 식문화, 놀이, e스포츠, 건축, AI, 건강, 히로시마, 파충류, 자유 주제, 분자요리/하프, 라쿠고, 핸드 메이드, 스트리트 컬처, 타이포그래피, 콘텐츠, 여행사진가, 행복, 글로벌 교육, 일러스트/디자인, AI/바이오, 과학기술, 빈티지 의류.

이처럼 넓고 다양한 B면이 존재하는 것은, 그만큼 현시대가 다양화되었다는 것을 보여준다. 수많은 선호와 기회 및 취향이 넘치는 세상에서 스스로의 B면을 모르고 있는 것은 아닌가?

B면을 오해하지 말아야 할 부분은 '현재의 연장선'이 아니라는 것이다. 우리는 자기객관화의 경험이 적기 때문에 자신에 대해 정확히 모르는 것이 많다. 그렇기에 앞선 과정을 통해 내가 모르는 나에 대해 알아보고자 노력해야 한다.

현재의 직업, 또는 하는 일의 연장선이 고민된다면, 기존의 편견, 기준, 잣대에서 벗어날 수 없다. 더불어 즐거워야 할 셀프 브랜딩이 도리어 고민거리가 된다. 그렇다면 B면을 찾는 방법에는 무엇이 있을까? 이는 앞선 과정의 연속으로 개인 활동, 취미, 이전 직업, 배경(출신지, 혈액형, 왼손잡이, 성격 등) 등에서 찾아본다. 앞선 자기객관화를 통해 스스로에게 집중하는 시간을 가졌기에 보다 수월하게 진행될 것이다.

찾는다는 것은 지금 나에게 '없는' 것이 아닌 '있는'것을 발견하는 일이라는 것을 명심해야 한다. B면은 마지막으로 나를 정의하는 과정에서 중요한 길잡이가 된다. 단순히 좋아 보이거나, 최근의 유행하는 무언가로 정할 경우 과정의 본질이 흐려진다.

B면은 나에게만 있는 매력이어야 한다. 유일성이 가지는 특징은 셀프 브랜드를 만드는 과정에서 매우 중요하다. 단순히 흉내 낸 무언가가 아닌, 또 다른 '나의 인격'을 만드는 과정이 필요하다.

이렇게 만들어진 인격은 [B+A]로, 완전히 새로운 무언가로 정의된다. '모든 사람이 갖는 무언가가 아닌, 개인이 느끼는 고유한 취향'이라는 B면의 특징 때문이다. 이 같은 조합은 세상을 바라보는 시선의 해상도를 높여 준다.

내가 정의한 B면을 다른 누군가도 가지고 있을지 모른다. 하지만 분명한 것은, 색감과 질은 완전히 다르다는 것이다. 다른 점을 찾으려고 노력해야지, 무엇이 더 나은지 평가받는 것에 겁먹을 필요는 없다.

B면을 찾아 [B+A]를 만드는 과정 자체가 즐겁고, 스스로 느끼는 효능감이 있다면 그것으로 충분하다. 이렇게 느끼는 고유한 감정은 오롯이 나만이 가질 수 있는 성취감일 것이다.

우리는 앞선 두 단계를 통해 스스로를 자세하게 관찰하는 시간을 가졌다. 이는 다이어트를 함에 있어, 가장 중요한 목적과 이유를 찾는 과정이라고 할 수 있다. 다이어트를 해야 하는 강한 동기가 필요하다. 그 전에 내가 어떤 존재인지, 그리고 왜 다이어트를 해야 하는지 스스로 정의하는 시간이 필요하다.

이러한 전제 없이는 단순히 '적게 먹고, 많이 움직여라'라는 원칙을 꾸준히 지킬 수 없다. 나를 돌아보는 시간을 통해 자아실현을 경험하고, 외부의 기준과 편견 없이 스스로의 기준과 관점으로 다이어트의 지속을 결정하고, 유지해야 한다.

우리가 셀프 브랜딩을 하는 가장 중요한 이유도 결국, 즐겁고 의미 있게 '다이어트'하기 위함이다. 이 점을 잊지 말고, 부담 없이 하길 바란다.

3단계 빠른 실행을 통해 우선 경험하고, 체험하자

최근 기업에서는 브랜드를 런칭할 때 다양한 변수가 존재하고, 많은 경제적 손실이 생길 수 있으므로 오랫동안 준비와 고민을 한다. 최대한 많은 분석을 통해 불상사를 막으려고도 한다.

하지만 최근 시대가 빠르게 변화하고, 예측할 수 없는 일이 많아지면서 기업에서도 사업과 브랜딩을 런칭할 때, '에자일 방식'을 활용하고 있다.

아직 모범 답안이 존재하지 않는 곳에서 직접 오류를 겪고, 이를 '보완'해가는 과정을 통해 답안을 찾는 방법으로, 짧은 주기의 반복을 이용해 완전한 형태로 만들어 가는 것을 의미한다.

이러한 에자일 방식을 'D-F-L-R'로 표현하는데, '우선 실행하고(Do first), 빠리 실패하고(Fail fast), 실패를 통해 보완하고(Learn), 다시 시도하는(Repeat) 것'을 의미한다.

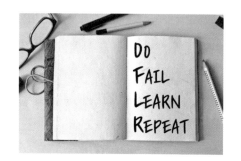

즉, 완성도 높이는 것을 고려하여 너무 많은 고민을 하기 전에 어떠한 형태로든 우선 실행(Do)하라는 것이다.

이 과정에서 자연스레 크거나 작은 실패(Fail fast)를 경험하게 될 것이고, 그러한 실패는 내가 무엇이 부족했는지 깨닫게 해주고(Learn), 실행과정에서 알게 되는 다양한 상황과 변수들을 통해 아이디어와 대책을 생각하며 수정, 보완해야 할 부분이 보다 명료하게 보일 것이다. 이 부분을 적극적으로 수정, 보완하여 다시 시도하는 것이다(Repeat).

이 방법을 통해, 기업은 빠르게 실행하고 보완하는 과정을 반복하면서 브랜딩 완성도를 높인다.

셀프 브랜딩에서는 이 과정이 가장 중요하다. 무엇이 되었든 실행하지 않으면 의미가 없어지기 때문이다. 직접 실행함으로써 얻는 발전 가능성을 통해 브랜드의 진행과 성장속도는 훨씬 빨라진다.

다이어트를 고민만 하는 경우가 많다. 그리고 앞선 단계와 나를 알아보는 과정을 통해, 정서적 만족감만 느끼고 정작 다이어트는 실행하지 않는다. 지금 손에 있는 음식을 내려놓고, 계획한 다이어트를 빠르게 실행해야 한다.

빠른 실행을 통해 '몸과 마음 비우기'를 '경험'하게 되고, 경험이 '체험'이 되는 과정을 겪으면서 변화된 생활습관을 완전히 체득할 수 있다. 경험과 체험의 의미를 크게 구별하지 않지만, 사전적 의미로 보아 다이어트가 '경험'에서 '체험'으로 바뀌었을 때, 우리는 비로소 변화하게 된다.

경험	체험
우리 신체와 상황의 만남, 특정 영역에서 다양한 종류의 상황에 노출되었을 때 체득된 친밀감	그 만남을 통해 우리 신체가 변화하는 과정

빠른 실행은 반드시 실패를 겪는다. 그렇기 때문에 실패의 두려움이 클 것이다. 이는 결국 다이어트 실패를 의미하기 때문이다. 생각의 전환이 필요하다. 그것은 바로 'Fast fail'에 해당하는 '시행착오, 빠른 실패'이다. 이는 곧 '시행보완'의 기회이기 때문이다.

다이어트는 성공과 실패라는 두 가지 잣대로 나누어 설명하기보다, '어떠한 일의 실행은 보완이라는 요소가 반드시 필요하다'는 것을 인식하는 것이 중요하다. 보완을 통해 더 나은 방법을 선택하고, 더 나은 결과를 만들 수 있다.

의미와 표현을 만드는 것은 현재 상황에 대한 인식을 바꾸어, 완전히 다른 해석을 가능하게 한다. 하지만 이러한 보완을 경험하기 위해서는, 우선 빠르게 실행하는 것이 선행되어야 한다.

4단계 동료 찾기! 다이어트는 같이 해야 한다

브랜딩, 특히 셀프 브랜딩의 동력으로 가장 필요한 것은 '동료'이고 '공동체'다. 혼자 브랜딩을 하는 경우, 처음 하는 과정에서 생기는 다양한 실수와 오류들이 계속해서 쌓이게 된다. 그래서 결국 이도 저도 아닌 브랜드가 되어간다. 그렇기에 우리는 동료를 모아야 한다.

이는 앞서 말한 매슬로우의 욕구 단계 중 '사회적 욕구'와도 연결된다. 생존과 안전의 욕구가 보장되면, 인간은 어떠한 조직이나 집단에 소속되어 관계를 맺고 싶어 한다. 이유는 소속감을 통해 자신의 존재와 가치를 공동체로부터 보호 받기 때문이다. 이 과정은 개개인을 단단하고 성숙하게 만들며, 행복감을 느끼게 한다.

상위 욕구

자아 실현의 욕구
존경의 욕구
사회적 욕구
안전의 욕구
생리적 욕구

하위 욕구

[매슬로우의 욕구 단계설]

그래서 혼자가 아닌 같이 하는 셀프 브랜딩을 위해 공동체를 만들어야 한다. 브랜딩을 키워가는 과정에서 생기는 걱정과 불안, 고민을 혼자만 감당하는 것은 버거운 일이다.

생각해보면, 브랜딩 과정은 기업이나 브랜드 내에서 절대 혼자 하는 작업이 아니다. 에자일 방식과 같은 방법도 실제 기업에서 동료들과 함께 시행하는 방식이기 때문이다.

그렇다면 다이어트는 어떨까? 우리는 항상 혼자 결심하고 혼자 시작하며, 혼자 실패한다. 그것을 반복하며, 다이어트를 이어갈 동력을 잃는다. '셀프 브랜딩'과 비슷하지 않은가?

다이어트도 같이 해야 한다. 내가 잘못 알고 있거나, 의지가 떨어질 때 그것을 수정하고 격려해줄 동료를 통해 계속해서 동기부여를 얻고 다이어트를 유지할 수 있다.

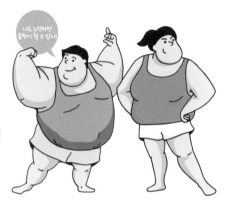

생각해보면, 단식원이 아직도 운영되는 것 역시 이러한 사회적 욕구의 연장선이지 않을까 싶다. 같은 공간에서 같은 목적을 가진 사람들이 모여 같은 행동을 하며, 서로에게 지속적인 자극과 동기를 부여하고 있기 때문이 아닐까.

그렇다면 어떻게 공동체 안에 들어갈 수 있을까? 좋은 동료를 찾기 전에, 우선 나부터 좋은 동료가 되어야 한다. 좋은 동료가 되기 위해서는 내가 가진 일부를 상대에게 나누어야 한다. 나눔은 고마운 감정을 느끼게 하고, '우리'라는 연대감을 생성해 소속감을 만들며, 안정감을 느끼게 한다.

이렇듯 나의 생각과 경험을 먼저 나누는 것은 끈끈한 연대감뿐만 아니라 서로에게 좋은 영감을 준다. 나누고자 하는 마음을 기반으로 시작하는 공동체 생활은 사회적 욕구의 충족과 지치고 힘든 다이어트를 지속함에 있어서도 분명한 도움을 준다.

4단계의 다이어트 셀프 브랜딩을 알아보았다.

한 번의 자기객관화와 B면 찾기를 통해 자아실현을 했다고 말할 수는 없다. 이러한 경험을 반복하며 나만의 기준과 잣대로 세상을 바라보는 시간을 자주 가져야 한다. 이 반복은 스스로를 보다 깊게 이해하고, 다이어트 과정에서 느껴지는 지침과 허탈감 등을 견딜 수 있게 한다. 자신이 가진 아름다움을 새롭게 정의하면서 자존감이 높아지는 경험도 하게 된다.

빠른 실행의 의미와 경험, 체험의 차이, 공동체의 정의를 통해 셀프 브랜딩과 다이어트가 매우 유사함을 알 수 있다.

셀프 브랜딩의 4단계를 통해 실제로 인플루언서가 될 수 있다. 하지만 우리의 목표는 인플루언서가 아닌 다이어트의 성공일 것이다. 참다이어트에서 얘기하는 원칙은 사실 단순하다. 적게 먹고, 많이 움직이는 '몸 비우기'와 의미를 부여하는 자아실현을 통한 '마음 비우기'를 병행하는 것이다. 이 과정은 말처럼 쉽지 않다. 하지만 끊임없는 반복을 통해 최적화된 식생활 습관과 나를 찾는 과정을 꾸준히 실천하는 것만이 진짜 다이어트라고 할 수 있다.

자아 실현을 통한 '마음 비우기'

비만치료제와 다이어트 보조제

기본적으로 다이어트 보조제는 의료기관에서 처방하는 비만치료제와는 근본적으로 다르다는 것을 알아야 한다. 다이어트 보조제 중에서도 식약처의 기능성을 인정 받은 제품만 건강기능식품으로 분류된다.

하지만 '체지방 연소에 도움을 준다'고 주장하는 성분도 대부분 그 효능이 아주 미약하거나, 효능에 대한 전문기관의 견해와 실험 결과가 엇갈리고 있는 것이 현실이다.

비만치료제(의약품)

의약품은 특정 질병을 치료·예방하고 사람이나 동물의 질병을 진단·치료·경감·처치하거나, 사람이나 동물의 구조와 기능에 약리학적 영향을 줄 목적으로 사용되는 약을 의미한다. 의약품은 약사법에 따라 식품의약품안정청으로부터 안전성과 유효성을 검토하여 허가와 승인을 받아야만 한다.

허가를 받는 과정에서도 '의약품의 표준제조기준'에 따라 성분의 종류, 규격, 함량 및 각 성분이 적합해야 한다. 더불어, 첨가제(부형제, 안정화제 등)같은 경우도 허가된 것만을 사용해야 한다. 그러므로, 의약품의 경우 이미 유효성분들에 대한 안전성과 유효성이 확보되어 있다고 할 수 있다. 의약품은 치료제로써 정확한 효능을 가지며, 안정성과 품질이 보장된다. 그렇기에 의약품에서는 '기능'이 아닌 '효능'이라는 말을 사용한다. 또, '~에 도움을 준다거나 줄 수 있음'이 아니라 '질병에 대한 치료와 예방 효과'를 가진다. 처방전이 필요한 전문의약품과 처방전 없이 약국에서 구매 가능한 일반의약품으로 구분된다.

처방되는 비만치료제에는 식욕 억제제, 지방흡수 억제제, 포만감 증진제, 지방/탄수화물 흡수 억제제 등이 있다.
일반적으로 뇌의 식욕중추를 억제하는 식욕 억제제를 주로 사용하고, 다른 약들은 보조 역할로 사용한다.

식욕 억제제는 향정신성 의약품군에 속하는 약으로 장기간 사용할 경우 불면, 오심, 구토, 불안, 우울 등의 부작용이 유발된다. 그래서 반드시 3개월에 1번씩 혈액검사를 받아야 한다.
식품의약품안전처에서도 '식욕 억제제는 4주 이내로 투여하게 된다. 만족할 만한 체중 감량이 있을 경우(1.8kg 이상 또는 의사, 환자 모두 만족한다고 판단), 4주 이상의 복용은 가능하지만 1년에 3개월을 넘으면 안 된다.'라는 가이드를 제시하고 있다.

식욕 억제제

뇌에 작용하여 식욕을 억제하는 약물이
다. 다른 종류의 다이어트 약보다 효과가 좋지
만, 약물 의존성이나 내성이 생길 수 있다.

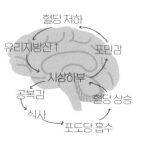

성분명	펜터민, 펜디메트라진, 플루옥세틴, 로카세린, 펜터민-토피라메이트 복합제 등
부작용	불안, 우울 등의 기분 장애, 불면증, 두통, 오심, 구토 등
제품	디에타민, 휴터민, 벨빅 등

주사형 비만치료제

포만감을 유발하고 음식섭취를 감소시켜 당뇨병 치료로 개발되었다.
직접 복부 등에 주사하기 때문에 부작용이 적은 장점이 있다고 한다. 하
지만 다빈도로 보여지는 부작용인 오심, 구토로 약을 중단하는 주 원인
이 되기도 한다.

성분명	GLP-1
부작용	메스꺼움, 구토 및 설사, 변비, 두통, 저혈당, 소화불량, 복통, 어지러움 등 대부분 위장 장애의 부작용을 나타냄
제품	삭센다 등

지방 흡수 억제제

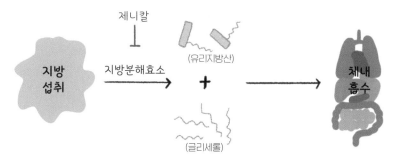

장내에서 지방분해 효소를 억제하여 지방이 몸 속으로 흡수되지 않고 배설되게 함으로써 체중을 감소시킨다. 지용성 영양소의 흡수도 같이 억제하기 때문에 약 복용 2시간 후에 지용성 영양소 등을 따로 보충해주는 것이 좋다.

성분명	올리스탯
부작용	복부 팽만 및 복부 불편감 등
제품	제니칼 등

한의원 처방 다이어트 약

한방 다이어트 약은 한의사의 진료와 처방을 통해 조제된 전문의약품이다. 일반적으로 한약제제인 마황이 가지는 식욕 억제, 대사항진 기능을 기반으로 체내의 저류된 물, 지방에 대한 재배치를 통한 체중 감량을 촉진하는 한방 원리가 적용되어 처방된다. 최근에는 의이인, 숙지황 등의 약재로 포만감을 올려 주는 등 다양하게 변화되고 있다.

이는 개개인 맞춤 처방에 따라 약재의 가감이 이루어지기 때문에, 전문가(한의사)와의 상담을 통해 처방, 복용해야 한다.

여기서부터는 일반의약품이다.
다이어트 처방전에 같이 나오지만, 약국에서 구매 가능하다.

포만감 증진제(천연 식이섬유)

알긴산이 주성분으로 천연 식이섬유이다. 알긴산은 위에서 겔Gel 형태로 변하여 수분을 흡수하고, 부피가 커지면서 포만감을 느끼게 한다. 또한, 소장 내에서 콜레스테롤 흡수를 저하시켜 혈당 상승을 억제하고, 인슐린 반응을 낮추어 공복감을 감소시켜 준다. 변비를 개선하거나 예방하는 효과도 있다. 천연 식이섬유가 주성분이기에, 의약품이라기보다 건강기능식품에 가깝다.

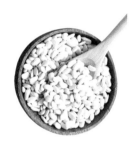

탄수화물 흡수억제제(흰강낭콩 분말성분)

파세올라민으로, 흰강낭콩 분말 성분이다. 탄수화물 분해 효소인 아밀라아제의 분비 및 작용을 억제하여 탄수화물 흡수를 억제한다. 그러나 단당류에는 아무런 효과가 없다. 포만감 증진제와 마찬가지로 건강기능식품에 가깝다.

한방원리 다이어트 의약품(일반의약품)

◦방풍통성산

'방풍이 들어있고 막혀있는 것을 통할 수 있게 하는 성聖약'이라는 의미로 지어진 이름이다. 일반적으로 현대인들은 지나치게 기름진 식사를 즐기기 때문에 비만, 고혈압, 얼굴 여드름, 변비와 소변의 이상이 오게 된다. 이러한 상태에서 사용될 수 있는 약이다. 신진 대사를 적절히 높이고, 체내의 과한 열을 빼며, 숙변과 이뇨역할 부기를 제거해주고, 전반적인 체내 순환력에 도움을 준다.

○방기황기탕防己黃芪湯

비정상적으로 쌓인 습(노폐물)을 빼내 소변량을 증가시키며 체내 붓기를 제거하는 데 도움을 주는 약이다. 땀을 막고 체내 수습을 제거하며, 소변량을 증가시켜 소변을 수월하게 볼 수 있게끔 도와준다. 체질적으로 설사가 잦으며, 몸이 차고 잘 붓는 사람에게 적절하다.

한약 및 한약제제의 경우, 체질을 잘못 판단하거나 오남용할 시 심혈관계 질환자의 부작용 우려가 높기에 전문가와의 상담이 중요하다. 그러므로 한의원, 또는 약국 방문을 추천한다.

다이어트 보조제(건강기능식품)

건강기능식품은 질병 예방 및 치료 목적이 아닌, 인체에 유용한 기능성 원료나 성분을 이용하여 건강 유지, 건강 증진, 체질 개선, 식이요법 등 국민의 건강증진에 이바지하는 것이 목적인 식품을 의미한다. 식약처에서 인정한 생체조절기능성이 추가된 식품이기도 하다.

즉, 건강기능식품은 의약품과 같이 질병 치료나 예방이 아닌, 인체의 기능을 유지하거나, 생리적 기능 활성화를 통해 건강을 유지하고 개선시키는 식품이다.

건강기능식품에 관한 법률에 따라 기능성과 안전성이 평가되고, 수입, 제조, 판매와 관련한 기준과 규격이 명시되어 건전한 유통, 판매를 도모할 수 있게 관리한다. 건강기능 식품은 기능성 원료에 따라 영양소 기능, 생리활성 기능, 질병발생 위험 감소 기능으로 분류하고 있으며, 허가는 크게 식품의약품안전처장이 기준 및 규격을 고시하는 '고시형'과 회사가 개별적으로 인정받은 '개별인정형'으로 구분한다.

고시형은 '건강식품 공전'에 정해진 기준 및 규격에 맞게 제조하고 고시되어 있는 기능성만 제품에 표시할 수 있게 한다.

개별인정형은 회사가 식품의약품안전처로부터 원료, 또는 성분의 기능성을 개별적으로 인정받아(기준, 규격, 안정성 및 기능성을 입증하는 자료를 구비 제출) 기능성을 표시하는 것이다.

건강기능식품의 '체지방 감소' 기능성은 과체중인 사람들에 대한 인체적용시험에서 증명되었다. 기능성 원료를 섭취한 그룹이 그렇지 않은 그룹에 비해 체지방, 내장지방(복부지방), 또는 허리둘레 등이 감소된 연구 결과를 토대로 인정된 것이다. 체지방 감소의 기능성을 인정받은 건강기능식품 원료는 고시형, 개별인정형을 포함하여 30여 종으로 지정되어 있다.

Lactobacillus gasseri BNR17, L-카르니틴타르트 레이트, 가르시니아캄보지아껍질추출물, 공액리놀산(유리지방산), 공액리놀렌산(트리글리세라이드), 그린마떼추출물, 그린커피빈추출물, 깻잎추출물, 녹차추출물, 대두배아추출물등복합물, 돌외잎주정 추출분말, 락토페린(우유정제단백질), 레몬밤추출물 혼합분말, 마테열수추출물, 미역 등 복합추출 물(잔티젠), 발효식초석류복합물, 보이차추출물, 서목태(쥐눈이콩) 펩타이드 복합물, 식물성유지 디글리세라이드, 와일드망고종자추출물, 중쇄지방산$_{MCFA}$함유 유지, 콜레우스포스콜리추출물, 키토산, 키토올리고당, 풋사과추출폴리페놀, 핑거루트추출분말, 히비스커스등복합추출물 등

이러한 다이어트 관련 제품에 적힌 '다이어트', '체중 감소', '비만도 감소' 같은 표현은 건강기능식품의 기능성을 의미하지 않는다. 체지방 감소 기능성 건강기능식품을 한꺼번에 여러 종류 섭취했다가 이상 사례가 발생한 경우도 있다. 식품의약품안전처에서는 안전성과 기능성을 고려하여 1일 섭취량을 정해 놓았다.

부작용 사례로는 녹차추출물, 알로에전잎, 가르시니아캄보지아추출물, 풋사과추출폴리페놀 등 다이어트에 관련된 건강기능식품을 중복 섭취 후 속 쓰림, 구토, 간 수치 상승 등의 증상이 발생한 사례가 있다.

의약품을 복용하는 경우 전문가와 상담한다

특정 질환으로 치료를 받거나 약을 복용하고 있는 사람은 건강기능식품 섭취 전, 전문가(의사, 약사 등)와 상담하는 것이 좋다. 식품이나 건강기능식품을 의약품과 함께 섭취했을 때, 경우에 따라서는 의약품의 효능이 저해되거나 영양소 결핍이 나타날 수 있다.

건강기능식품과 의약품을 함께 사용했을 때 심각한 부작용이 보고된 바는 아직 없지만, 특정질환으로 의약품을 복용하는 사람이라면 건강기능식품을 섭취하기 전, 반드시 전문가와 상담하도록 한다.

다이어트 관련 허위·과대 광고 '조심'

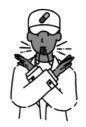

다이어트만큼 거짓 상술이 넘치는 시장이 없다. 체중 감량 전·후 비교 체험기 등으로 소비자를 현혹하는 부당한 표시·광고를 조심해야 한다. 수많은 다이어트 제품에 적힌 '다이어트 약', '식욕 억제제', '체지방 감소', '뱃살 내장지방 감량 효과' 등, 과장된 표현에 현혹되어서는 안 된다.

더불어 앞서 말한 대로 다이어트 보조제들은 대부분 효능이 아주 미약하거나, 효능에 대한 전문기관의 견해와 실험결과가 엇갈리고 있다는 것을 인식해야 한다.

당신의 마지막 다이어트의
성공을 확신한다

동면을 하는 곰은 가을에 많이 먹어서 한껏 살을 불린 후, 그 체지방으로 기나긴 겨울을 난다. 사람에게도 특정한 조건이 주어지면, 곰처럼 몸에 쌓인 체지방으로 하루 에너지를 얻어 자연스럽게 살이 빠질 수 있다.

우리 몸의 3대 에너지 영양소는 탄수화물, 지방, 단백질이다. 이 영양소는 몸에 필요한 에너지지만, 남는 경우 축적되어 살이 되고, 이 축적이 지나칠 때 비만이 된다.

우리 몸에서는 음식물을 소화하여 '3대 에너지 영양소'가 에너지로 바뀌고, 적절하게 전신에 분배되며, 부산물과 노폐물은 배출하는 등, 다양한 신진대사가 일어나고 있다. 이러한 과정을 보다 효율적으로 일어나게끔 돕는 촉매작용과 대사를 적절히 조절하는 역할을 하는 것이 바로 '5대 대사조절 영양소'가 한다.

특히 단식을 하는 경우에 내적인 힘 중 가장 많은 부분을 차지하는 소화력을 최소화하면서, 그 외에 몸을 회복하고 치유하는 힘을 극대화하는 과정에서도 이러한 조절소의 역할은 반드시 필요하다. 그래서 일반적으로 다이어트를 하는 사람에게는 종합 비타민제 혹은 종합 영양제 등을 권한다.

즉, 우리는 비타민, 미네랄, 식이섬유, 물, 파이토케미컬의 보충이 필요하다. 특히 단식이나 소식을 하는 등 체내에 특별한 보충을 하지 않는 상태라면 반드시 필요하다.

더불어, 몸의 신진대사뿐만 아니라 마음의 신진대사도 활발하게 하여야 한다. 그것이 참다이어트의 핵심이다. 즉, 셀프 브랜딩을 활용하여 자아실현을 도모하고, 이러한 자아실현을 통하여 보다 가치 있는 다이어트를 지속할 수 있게 한다.

다이어트를 하는 이유는 각 개인이 가진 본연의 아름다움을 알아가는 과정이다. 그 과정을 체중감량과 같이 병행하는 것이 반드시 성공할 당신의 마지막 다이어트다.

어찌 보면, 너무나도 당연한 이야기이다. 책을 시작할 때 이야기한 것처럼 무언가를 먹어서 빠진다는 다이어트의 개념은 잘못되었다. 우리 외면하려는 그 불편한 진실인 '적게 먹고, 많이 움직이기를 유지하게 하는 방법'을 얼마나 잘 실천하느냐가 성공할 당신의 마지막 다이어트 방법인 것이다.